Ana María Lena
Stella Raymondo

Alteraciones de la hemostasis en la diabetes mellitus

Ana María Lena
Stella Raymondo

Alteraciones de la hemostasis en la diabetes mellitus

Comparación entre población diabética y población normal

PUBLICIA

Cover image: www.ingimage.com

Publisher:
PUBLICIA
is a trademark of
International Book Market Service Ltd., member of OmniScriptum Publishing Group
17 Meldrum Street, Beau Bassin 71504, Mauritius

Printed at: see last page
ISBN: 978-3-639-64893-5

Zugl. / Aprobado por: Montevideo, Universidad de la República, Facultad de Química, Tesis Doctoral,2004

Tesis Doctoral

ALTERACIONES DE LA HEMOSTASIS EN LA DIABETES MELLITUS

Q.F. Ana María Lena

Director de Tesis
Dra.Q.F. Stella Raymondo
Facultad de Química
Universidad de la República
2004

INDICE

INDICE DE FIGURAS

INDICE DE TABLAS.

INDICE DE GRÁFICOS

Resumen

La diabetes mellitus está asociada a disturbios en la hemostasis que pueden contribuir al desarrollo de enfermedad vascular diabética.

Se realizaron estudios comparando una población diabética con una población de referencia normal.

Dado que PS , ATIII, son significativamente menores en la población diabética y Fib y PAI significativamente mayores, comparado con la población de referencia, se confirma la tendencia al estado protrombótico en los pacientes diabéticos.

Se estudió la influencia del sexo en los diferentes analitos protrombóticos tanto para la población diabética como para la población de referencia.

Existen diferencias según el sexo en la población diabética en el TP, siendo significativamente mayor en la población diabética femenina que en la masculina. El resto de los analitos protrombóticos no presenta diferencia significativa entre ambos sexos.

Para la población de referencia el Fib es significativamente mayor en la población femenina que en la masculina. El resto de los analitos no presenta diferencia significativa entre ambos sexos.

Comparando estos analitos que varían con el sexo resulta que el TP es significativamente menor y el Fib es significativamente mayor en las mujeres diabéticas que en las de referencia y en los hombres diabéticos que en los de referencia.

Se estudió la asociación entre la alteraciones en los analitos protombóticos en la población diabética y el parámetro de control de la enfermedad Hemoglobina glicada.

La disminución de ATIII , que se observa en la población diabética está asociada al aumento de HbA1c, no encontrándose asociación entre las alteraciones de TP, PS, Fib, y PAI y el aumento de HbA1c, lo que colaboraría en aportar pruebas que corroboran la hipótesis de que la falta de control y por ende la glicación de las proteínas, explicaría la mayor tendencia en diabéticos a evolucionar hacia estados trombóticos.

La disminución de PC que ocasiona una tendencia protrombótica en algunos pacientes diabéticos no está relacionada con el aumento de HbA1C, o sea con la glicación de las proteínas en pacientes diabéticos.

El aumento de la agregación plaquetaria no está relacionada con el aumento de HbA1c, pero excluyendo los pacientes que reciben ácido acetil salicílico sí se encuentra asociación entre aumento de agregación plaquetaria y aumento de de HbA1c.

Se comparó el riesgo de presentar un estado protrombótico en pacientes recibiendo diferentes tratamientos.

El menor porcentaje de pacientes en estado protrombótico , que se observa entre los tratados con ácido acetil salicílico, permite destacar que los mismos presentarían menos posibilidades de complicaciones cardiovasculares.

Se analizó la prevalencia de la mutación C677T MTHFR (gen Metilentetrahidrofolatoreductasa) en una población diabética tipo 2 con complicaciones vasculares, discriminando según presentaban cardiopatía isquémica o no.

Se encontró que en los pacientes diabéticos con cardiopatía isquémica había una frecuencia alélica para T mayor que en la población diabética con complicaciones vasculares en general , y a su vez en ésta mayor que en la población general.

Se encontró homocisteína basal aumentada sólo en algunos de los pacientes que presentaron la mutación, habiendo casos de hiperhomocisteinemia también en algunos pacientes que no presentaron la mutación.

1- INTRODUCCIÓN

1.1-ANTECEDENTES BIBLIOGRÁFICOS

1.1.1- La diabetes en la antigüedad. (Hitman, 2002)

La primera referencia escrita, que comúnmente se acepta, corresponde al papiro encontrado por el egiptólogo alemán George Ebers en 1873, cerca de las ruinas de Luxor, fechado hacia el 1.500 antes de la era Cristiana. Este papiro se conserva hoy en día en la biblioteca de la Universidad de Leipzig (Alemania). Es un rollo de papiro que al desenrollarlo medía 20 m de largo por 25 cm de ancho y donde estaba escrito todo lo que se sabía o se creía saber sobre medicina. Un párrafo está dedicado a una extraña enfermedad, a la que siglos después los griegos llamarían diabetes.

Su autor fue un sacerdote del templo de Inmhotep, médico eminente en su época, y en su escrito nos habla de enfermos que adelgazan, tienen hambre continuamente, orinan en abundancia y se sienten atormentados por una enorme sed. Sin duda está describiendo los síntomas más graves de la diabetes infanto-juvenil.

Diez siglos después es encontrada en la India otra referencia, en el libro de Ayur Veda Suruta (Veda significa ciencia) donde se describe una extraña enfermedad, propia de las personas pudientes, obesas, que comen mucho dulce y arroz y cuya característica más peculiar es que su orina tiene un olor dulce, por lo que la llamaron "madhumeha" (orina de miel). Se explica también que esta enfermedad habitualmente afectaba a varios miembros dentro de una misma familia. Posiblemente ésta sea la primera descripción de otra de las formas de presentación de la diabetes, la diabetes tipo 2, asociada en gran medida a la obesidad.

El nombre diabetes tiene origen griego y significa "pasada a través de", pero no hay acuerdo en quién la bautizó de esta manera. Unos piensan que fue Apolonio de Menfis mientras que otros señalan a Areteo de Capadocia, médico turco (81-138 d.C), si bien está confirmado que fue éste quien señaló la fatal evolución y desenlace de la enfermedad. Areteo interpretó así los síntomas de la enfermedad: a estos enfermos se les deshace su cuerpo poco a poco y como los productos de deshecho tienen que eliminarse disueltos en agua necesitan orinar mucho. Esta agua perdida tenía que ser repuesta bebiendo mucho. Como la grasa se funde poco a poco se pierde peso y como los músculos también van deshaciéndose el enfermo se queda sin fuerza.

A pesar de sus grandes conocimientos, durante el Imperio Romano sólo merece destacarse a Celso, que hizo una detallada descripción de la enfermedad y fue el primero en aconsejar el ejercicio físico, y a Galeno, que interpretó que la enfermedad era consecuencia del fallo del riñón, que no era capaz de retener la orina. Esta idea permaneció en la mente de los médicos durante siglos.

La Edad Media sufre un importante vacío en cuestiones de ciencia y algunos aspectos de la cultura aunque podríamos citar a: Avicena, Feliche y Paracelso.

Avicena (Ibn-Sina) evaporó la orina de un diabético y vio que dejaba residuos con sabor a miel, haciendo además una descripción de las complicaciones de la diabetes.

En el siglo XIII Feliche descubrió que el páncreas no era un trozo de carne como hasta entonces se había pensado, sino una víscera.

A fines de la Edad Media, en el año 1493 nació en un pueblecito cercano a Zurich Theophrastus Bombastus von Hohenheim. Este niño es Paracelso (nombre que adoptó en memoria del médico romano Celso). Este hombre revolucionó la Universidad y se enfrentó a los maestros de entonces y a muchas de las ideas que ya estaban fuertemente establecidas. En lo que a la diabetes respecta Paracelso afirmó que el riñón era inocente (al contrario de lo que Galeno dijo y era mayoritariamente aceptado) y que la diabetes se debía a una enfermedad de la sangre. Se cuenta que le irritaba la palabra incurable y que decía "jamás ha creado Dios ninguna enfermedad para la que, al mismo tiempo, no haya creado también la medicina apropiada y el remedio adecuado".

En 1679 un médico llamado Thomás Willis, humedeció su dedo en la orina de un paciente diabético, comprobando así su sabor dulce; por otro lado, encontró otros pacientes que orinaban mucho, pero cuya orina no tenía ningún sabor estableciendo entonces los términos de Diabetes

Mellitus y Diabetes Insípida para diferenciar lo que actualmente sabemos son dos entidades distintas. En cuanto a la palabra mellitus, la inventó Rollo en el siglo XVIII. En lo que sí hay acuerdo es que fue Frank en 1752 el que diferenció definitivamente la diabetes mellitus de la diabetes insípida, confirmando que el sabor dulce en la diabetes mellitus es debido a la presencia de azúcar.

Mathew Dobson en 1775 sostuvo también que el sabor dulce era debido a la presencia de azúcar en la orina, desarrollando después métodos de análisis para medirla.

En 1778, Thomas Cawley realizó la autopsia a un diabético y observó que tenía un páncreas atrófico con múltiples cálculos , siendo ésta la primera referencia fundamentada que relaciona la Diabetes Mellitus y el páncreas.

En el siglo XIX se hicieron muchísimas disecciones de animales, y en 1867, Langerhans (1847-1888) descubrió en páncreas de mono unos islotes dispersos de células, con una estructura distinta de aquellas que producían los fermentos digestivos, cuya función era desconocida.

En 1889 Joseph Von Mering y Oscar Minkowsky extirparon totalmente el páncreas a un mono con la intención de ver los efectos de la ausencia de los jugos pancreáticos en la digestión del animal, observando posteriormente cómo el animal se hinchaba, manifestando sed y frecuente emisión de orina. Investigada esta orina, se dio cuenta de que contenía azúcar, por lo que llegó a la conclusión de que la extirpación del páncreas producía una diabetes de curso grave que terminaba con el fallecimiento en pocas semanas del animal. A partir de este punto, sus estudios se centraron en una sustancia que producían los islotes de Langerhans, la que posteriormente llamarían Insulina o Isletina sin obtener resultados.

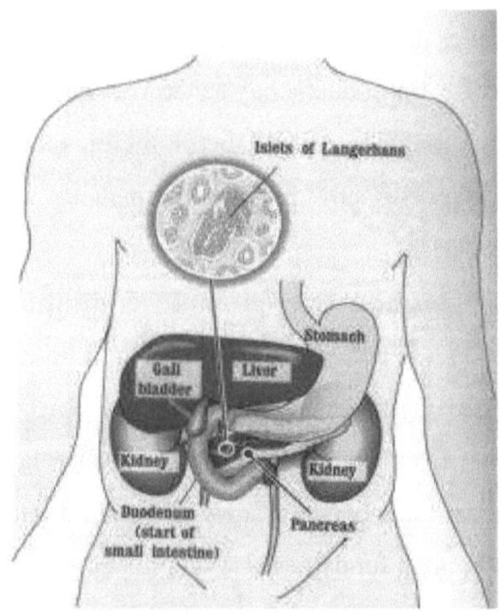

Figura 1.Islotes de Langerhans donde se produce la insulina.

Hood S.Food for all our future. 35th World Vegetarian Congress.2002

www.scienzavegetariana.it/rubriche/cong2002/vegcong_diabetes_enhtml

1.1.2- Aspectos contemporáneos sobre diabetes.

Quizá el momento más determinante y recordado de la historia de la diabetes se sitúa en el año 1921, cuando Frederick G. Banting y su ayudante Charles H. Best tuvieron la idea de ligar el conducto excretor pancreático de un mono, provocando la autodigestión de la glándula. Después, exprimiendo lo que quedaba de este páncreas obtuvieron un líquido que, inyectado en una cachorra diabética, conseguía reducir en dos horas su glucemia: habían descubierto la insulina. Esta cachorra es la famosa "Marjorie", primer animal que después de haberle quitado el páncreas pudo vivir varias semanas con la inyección del extracto de Bantin y Best, hasta que tuvo que ser sacrificada al acabarse el extracto. Estos dos investigadores ganaron el premio Nobel de medicina en 1923 y renunciaron a todos los derechos que les correspondían por su descubrimiento, vendiéndola a la Universidad de Toronto por un precio simbólico "un dólar".

El primer ensayo en humanos fue realizado poco tiempo después. El 11 de enero de 1922, Leonard Thompson, diabético de 14 años y con sólo 29 kilos de peso, recibió la primera dosis de insulina que provocó una mejora espectacular en su estado general; el paciente murió 13 años después, como causa de una bronconeumonía, observándose en su autopsia avanzadas complicaciones diabéticas.

El uso de la insulina se fue extendiendo, aunque los métodos usados para su extracción eran costosísimos y la cantidad no era suficiente para toda la demanda. En esas fechas muchos diabéticos y algunos médicos consideraron que la insulina sería curativa de manera que, con alguna inyección ocasional y sin seguir dieta alguna sería suficiente para encontrarse bien. Pero pronto se dieron cuenta que la insulina no era la curación sino sólo un sustituto para evitar la muerte de los diabéticos. Los diabéticos empezaron a aprender a inyectarse ellos mismos, las vías eran la subcutánea y la intravenosa, que estaba reservada para los casos de coma.

En España, el doctor Rossend Carrasco (1922), emprendió la tarea de obtener insulina a través de la extirpación del páncreas de los cerdos sacrificados en el matadero municipal de Barcelona. De esta forma, se consiguió tratar a Francisco Pons, de 20 años, que fue el primer diabético en toda Europa tratado con insulina.

Esta primera insulina obtenida de animales generaba peligrosas hipoglucemias y grandes reacciones locales, debido en gran medida a sus impurezas. Hasta 1923 no se extendió en uso de la insulina en Europa.

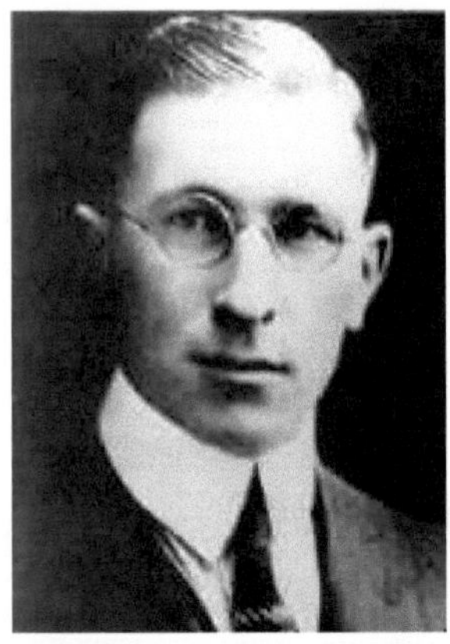

Figura 2. Banting descubrió que inyectando insulina se reducía la glicemia.

Fresquet J. Epónimos Médicos. 1999

www.historiadelamedicina.org/banting.html

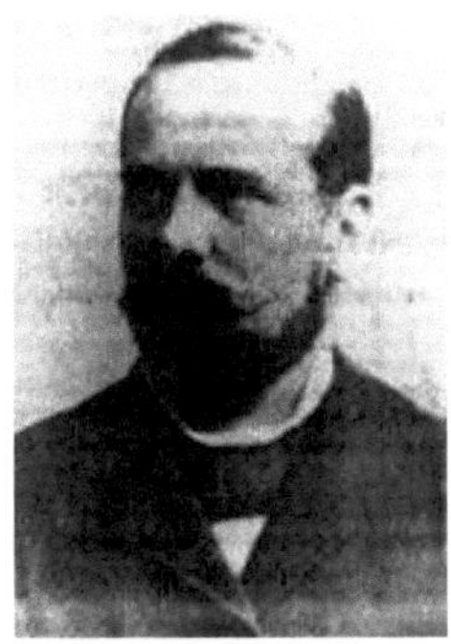

Figura 3. Pablo Langerhans(1847-1888)

Báguena M. Epónimos médicos.1999

www.historiadelamedicina.org/langerhans.html

Surgió la necesidad de internacionalizar el nombre de la hormona del páncreas. Lilly le dio el nombre de Insulin, insulina en español, como se la conoce desde septiembre de 1923, abandonando todo el mundo el primitivo nombre de isletin. Desde estas fechas tanto los métodos de conseguir la insulina como el tratamiento de la diabetes han avanzado y han llegado a unos niveles que seguramente nadie imaginaba.

La producción de insulina humana en E.Coli (1980) y su aprobación para uso clínico(1982) revolucionaron la biotecnología , lo que fue posible por el desarrollo de técnicas que permitieron: transferir información genética de un organismo a otro y expresar esa información en el organismo huésped.

Por otro lado, los trabajos de Augusto Loubatiéres en Montpellier(1940) proporcionaron el paso definitivo para que los hipoglucemiantes orales se constituyeran en el otro de los grandes pilares del tratamiento de la diabetes, en este caso del tipo 2.

1.1.3- La hemostasis en la antigüedad.

Prehistoria:

Entre los hombres primitivos, existieron las enfermedades relacionadas con alteraciones de la hemostasis, aunque no se cuente con numerosos elementos que documenten sus tipos y características. Su concepto patológico se fundamentaba en seres sobrenaturales que actuaban directa o indirectamente sobre el individuo, causando las enfermedades.
La medicina mágica de estas comunidades era responsabilidad del hechicero, mago o sacerdote, que actuaba para defender aislada ó colectivamente contra los fenómenos ajenos a los sentidos corporales.

Los primeros documentos históricos médicos en los que se habla de alteraciones relacionadas con la hemostasis son los papiros egipcios de 1500 A.C. conservados en número de 12 y que tratan preferentemente aspectos clínicos.

Las lesiones vasculares como ateroesclerosis son muy frecuentes en las momias egipcias. Fueron los griegos quienes confirieron a la medicina un carácter precientífico, pasando las enfermedades de considerarse hechos aislados, a ser efecto del conjunto de alteraciones de la naturaleza individual y del medio que rodea al hombre. Hipócrates realizó una observación objetiva de la enfermedad , analizando su causa y efecto. Tanto Galeno como Hipócrates identificaron cuatro humores en el organismo: bilis amarilla ó colé ; sangre ó hema; bilis negra ó atrabilis y flema ó pituita. La salud es el resultado del equilibrio entre estos humores.

La anatomía patológica tuvo su origen entre 1450 y 1600 de nuestra era, fundamentalmente gracias a los trabajos de exploración y descripción del organismo humano por anatomistas de la época fue posible obtener más datos sobre las modificaciones estructurales de los órganos lesionados por diversas patologías.

Se trató de relacionar la sintomatología de la enfermedad, que condujo al sujeto a la muerte, con las observaciones de la autopsia referentes a la lesión de los diversos órganos afectados.

Galileo en el siglo XVI, inventó el microscopio, instrumento con el cual la medicina tuvo un invalorable colaborador en la investigación de las estructuras corporales y composición microscópica descubriendo Malphighi, la existencia de capilares en el pulmón de rana en 1661 y los corpúsculos sanguíneos en 1665.

En 1760 fue publicada una extensa obra que contenía historias clínicas y autopsias de más de 700 casos con detalladas descripciones de alteraciones como aneurismas, cirrosis hepática, hemorragia cerebral, etc .

Javier Bichat (1771 - 1802) por sus numerosas observaciones de los tejidos corporales, fundamentó las bases de la histología moderna postulando que los órganos estaban formados por estructuras llamadas "tissu", que clasificó en 21 tipos, los cuales podían formar parte de diferentes órganos y que por esa razón, la lesión de órganos diversos se manifestaba con síntomas semejantes.

Previo a 1850 se investigaron las alteraciones celulares producidas por las enfermedades. Rudolf Virchow (1821 - 1902) científico alemán sostuvo que toda acción emanaba de la célula, estableciendo las bases modernas de la patología microscópica. Virchow investigó células del tejido cartilaginoso, óseo y conjuntivo, estableciendo así un orden morfológico de un organismo pluricelular: a)la célula, b) el "ámbito celular", c) el tejido, d) el órgano, e) el sistema o aparato. En 1845 describe la Sangre Blanca a partir de una gota de sangre de un paciente con esplenomegalia y fuertes hemorragias nasales, la cual notó blancuzca y al observarla al microscopio vio un exceso de glóbulos blancos, acuñando el nombre de "Leucemia", válido aún en nuestros días.

Se afanó por estudiar el origen de la flebitis, mostrando que la Trombosis es la consecuencia de una inflamación de las venas, la cual podía llevar a una trombosis cerebral y pulmonar. Sus aportes al conocimiento de la coagulación sanguínea cambiaron el concepto de un supuesto "proceso vital" por un fenómeno físico dependiente de factores como la elasticidad y la viscosidad, designando "embolia" a la obstrucción de las ramas de la arteria pulmonar y descubriendo variaciones de la aorta y del corazón en mujeres anémicas. Fue Virchow quien planteó la clásica tríada , lesión endotelial, estasis e hipercoagulabilidad , cuyo equilibrio condicionaba la homeostasis hemostática, que aún tiene vigencia y cuyo desequilibrio determinaba según la preponderancia de cada uno la formación de un trombo arterial o venoso.

En 1865, el Profesor Armand Trousseau notó que en los pacientes con cáncer, una condición particular predisponía a la coagulación espontánea.

No obstante haber aprendido mucho luego de la época de Trousseau sobre los estados hipercoagulables, más que interrogantes quedan algunas controversias.

Los varios mecanismos patogénicos de trombosis tienen importancia relativa. Es indudable que la variación individual es infinita por la influencia ejercida por factores asociados al huésped.

Además de la tríada clásica de Virchow para la trombosis deben tomarse en cuenta las propiedades que promueven la coagulación tales como mecanismos patogénicos descritos experimentalmente y en humanos que pueden agruparse bajo las siguientes categorías generales:

1) factores derivados de las células incluyendo proteínas fibrinolíticas y citoquinas,

2) los activadores coagulantes de leucocitos y moléculas de adhesión plaquetaria,

3) los mediadores de agregación/adhesión plaquetaria, derivados de las células ,

4) los activadores coagulantes de células endoteliales y receptores de citoquinas (Rickels, 1992).

1.1.4-Aspectos contemporáneos sobre hemostasis.

Actualmente se sabe que la detención de una hemorragia se logra debido a mecanismos que permiten la formación del coágulo plaquetario y del coágulo estable de fibrina. En estos mecanismos participan múltiples factores que interactúan entre sí.

En muchos casos se han llegado a entender interacciones que se habían definido en las décadas anteriores por medio de experimentos naturales.,en los que se descubría la deficiencia de un factor específico en pacientes con trastornos hemorrágicos adquiriendo importancia en todas las interacciones el endotelio.

El endotelio, con una extensión de más de 1000 metros cuadrados, es un órgano con múltiples funciones reguladoras relacionadas con la coagulación, la fibrinolisis, la inflamación, los fenómenos de proliferación celular, las modificaciones del flujo sanguíneo a través de su capacidad de inducir contracción y relajación, y la transferencia activa de sustancias metabólicas entre la sangre y el medio extravascular.

El endotelio es naturalmente una superficie no trombogénica y su integridad condiciona su capacidad funcional relacionada con la hemostasia, la cual está dirigida hacia dos aspectos fundamentales: evitar la hemorragia y prevenir la trombosis.

La lesión endotelial pone en juego mecanismos por medio de los cuales el organismo trata de limitar una eventual pérdida de sangre . Esos mismos mecanismos determinan la formación local del trombo y favorecen el comienzo y la evolución de la placa ateroesclerótica.

Ante un daño endotelial , la interrelación del subendotelio con las plaquetas , los mecanismos de coagulación y fibrinolisis y la participación de otros elementos formes circulantes , constituyen la base fisiopatológica de la trombosis.

Al presente , el conocimiento de los mecanismos de coagulación y fibrinolisis, el papel que juegan los inhibidores en el mecanismo de la hemostasia, así como la mecánica de la formación del trombo, indican que existe un balance entre activadores e inhibidores cuya modificación favorecería una tendencia hemorrágica o trombótica. (Martínez Brotons, 1990)

1.1.5- Relación entre diabetes y hemostasis .

La diabetes mellitus está asociada a disturbios en la hemostasis que podrían contribuir al desarrollo de enfermedad vascular diabética. Se han realizado trabajos en los cuales se han investigado los cambios en parámetros de la coagulación sanguínea y del sistema fibrinolítico y en niveles de "lipoproteína a" (Lp_a) en pacientes con diabetes mellitus tipo 2 y en individuos jóvenes saludables con edad e índice de masa corporal similares, para determinar si los disturbios hemostáticos pueden conducir a aumento de la mortalidad cardiovascular. La mediana de fibrinógeno ($p<0.0001$), trombina-antitrombina III ($p<0.005$), y del inhibidor de activador de plasminógeno PAI1 ($p<0.05$) en plasma fueron significativamente elevados en pacientes diabéticos comparados con la población de referencia. La concentración de Lp_a fue significativamente mayor en diabéticos que en población de referencia.($p<0.0005$). Lp_a tiende a elevarse en pacientes con historia prolongada de diabetes. No se observó evidencia de que la Lp_a se viera afectada por el tipo de tratamiento. Pacientes con enfermedad coronaria tenían valores de fibrinógeno ($p<0.05$), trombina -antitrombina($p<0.05$), y Lp_a ($p<0.01$) significativamente mayores que pacientes sin angiopatía diabética. Los datos indican que el balance hemostático en diabetes puede causar hipercoagulabilidad y puede contribuir a mortalidad cardiovascular incrementada. (Morishita y col., 1996)

El fragmento F_{1+2} de la protrombina presenta valores mayores en pacientes diabéticos tipo 2 en forma independiente de la HbA_{1C}. (Marongiu y col., 1995)

La patogénesis de la enfermedad vascular diabética no es completamente conocida . Muchos autores han sugerido que los disturbios hemorreológicos son un importante factor en el desarrollo de la complicación vascular. El estado de hipercoagulabilidad sugiere también ser causa de esta complicación. Para confirmar la importancia de la coagulación de la sangre en pacientes diabéticos se investigó su hipercoagulación en relación con la duración de la enfermedad. Se hizo un estudio en pacientes diabéticos desde diciembre 1990 a marzo 1991. El promedio de edad de los pacientes fue 51 años, con una evolución de la enfermedad 5 a 8 años. Se observó que los niveles de fibrinógeno eran más altos (media = 442 mg/dL) en pacientes diabéticos comparados con la población de referencia (media= 349 mg/dL), el tiempo de protrombina fue corto (media=10.1segundos) comparado a población normal (media= 11.0 segundos) , APTT fue también más corto (media =29.2 segundos) comparado a población normal (media= 32.2segundos) . Se constató un aumento significativo de fibrinógeno y acortamiento de tiempo de protrombina y APTT en pacientes diabéticos, especialmente aquellos que sufrieron por un largo período de tiempo de diabetes y siguieron con complicaciones crónicas. (Acang, Jalil, 1993)

Existen trabajos en los cuales se realiza una revisión sobre fibrinolisis en diabetes mellitus, se presta especial atención a las observaciones que sugieren fibrinolisis anormal en pacientes con diabetes tipo 2. El defecto fibrinolítico puede contribuir al desarrollo de macroangiopatía. Los resultados de un test de lisis "in vitro" revelaron propiedades fibrinolíticas disminuidas en algunos pacientes diabéticos tipo 2, sin embargo el valor medio no varió significativamente del valor del control. El efecto profibrinolítico potencial de diferentes tratamientos antidiabéticos también llamaron la atención. El significado clínico de esta alteración de la fibrinolisis en diabetes mellitus formaría parte de un complejo disturbio del balance hemostático en diabetes mellitus. (Udvardy; Posan, 1994).

Se describe la medición de varios factores coagulables y marcadores moleculares en plasma y suero en un grupo de pacientes con diabetes tipo 2 y en una población de referencia aparentemente sana, comparando la actividad coagulante y fibrinolítica intravascular en cada grupo con respecto al grupo de referencia. Se seleccionaron parámetros útiles para la detección temprana de estado pretrombótico y estado de hipercoagulabilidad. Empleando la determinación de monómero de fibrina, trombina antitrombina , productos de degradación de fibrinógeno , plasmina antiplasmina, se encontró que tanto la actividad coagulante como la fibrinolítrica está alterada en todos los grupos comparado con la población de referencia sana.

En el curso de la microangiopatía diabética, seis meses de administración de antiagregantes indujeron un aumento estadísticamente significativo en la frecuencia de disturbios menos severos comparados con los de la terapia hipoglicémica convencional.

Con tratamiento antiagregante con dipiridamol, glicazida y trental, 48.9% de los pacientes con diabetes mellitus lograron la regresión de manifestaciones morfológicas de microangiopatía diabética , 16.2% estabilización y en 34.9% de los casos progresó la enfermedad. (Bokarev y col., 1993)

Estudios sobre "Determinación de antígeno de factor tisular en plasma y su significación clínica." expresan que dicha determinación puede ser útil para evaluar el daño del endotelio y la destrucción celular en tejidos que contienen el factor tisular.

El factor tisular incrementado en pacientes diabéticos tiene efecto activador procoagulante sobre el factor VII de la coagulación (Takatoshi y col., 1994).

1.2- GENERALIDADES.

1.2.1- DIABETES.

1.2.1.1- Definición .

La diabetes es una enfermedad metabólica crónica , caracterizada por la disminución de la capacidad para utilizar glucosa en las personas afectadas.

Según datos recabados en la Asociación de Diabéticos del Uruguay se estima que en Uruguay existen 220000 diabéticos, de los cuales 200000 corresponden al tipo 2.

1.2.1.2- Aspectos metabólicos y hormonas.

La ingesta promedio del adulto de hidratos de carbono es de un 45% del cual el 60 % es glucógeno y almidón y el resto es lactosa y sacarosa .

El almidón y glucógeno pueden ser hidrolizados. A nivel bucal actúa la amilasa salival , en páncreas la amilasa pancreática y en duodeno α- glucosidasa , α- dextrinasa, sacarasa, maltasa y lactasa.

Los carbohidratos degradados hasta hexosas y pentosas serán absorbidos por el intestino delgado por difusión simple (gradiente de concentración) o transporte activo (Na+ dependiente) pasando vía porta hacia el hígado.

En la célula hepática ocurren diferentes procesos , habiendo cinco caminos posibles para la glucosa una vez que ingresa a la célula:

- almacenamiento como glucógeno,
- glucólisis anaerobia para formar piruvato y lactato ,

- oxidación para formar dióxido de carbono y agua y proporcionar de ese modo una fuente de energía a través del ciclo del ácido cítrico(ciclo de Krebs)
- conversión a ácidos grasos y
- liberación desde las células como glucosa.

La concentración de hidratos de carbono en sangre está controlada por hormonas y enzimas reguladoras con diversas acciones:

- insulina(hormona hipogluceminate) ,
- glucagón, adrenalina, glucocorticoides, (hormonas hiperglucemiantes),
- somatostatina (regula la liberación de insulina y glucagón),
- fosfofructoquinasa.

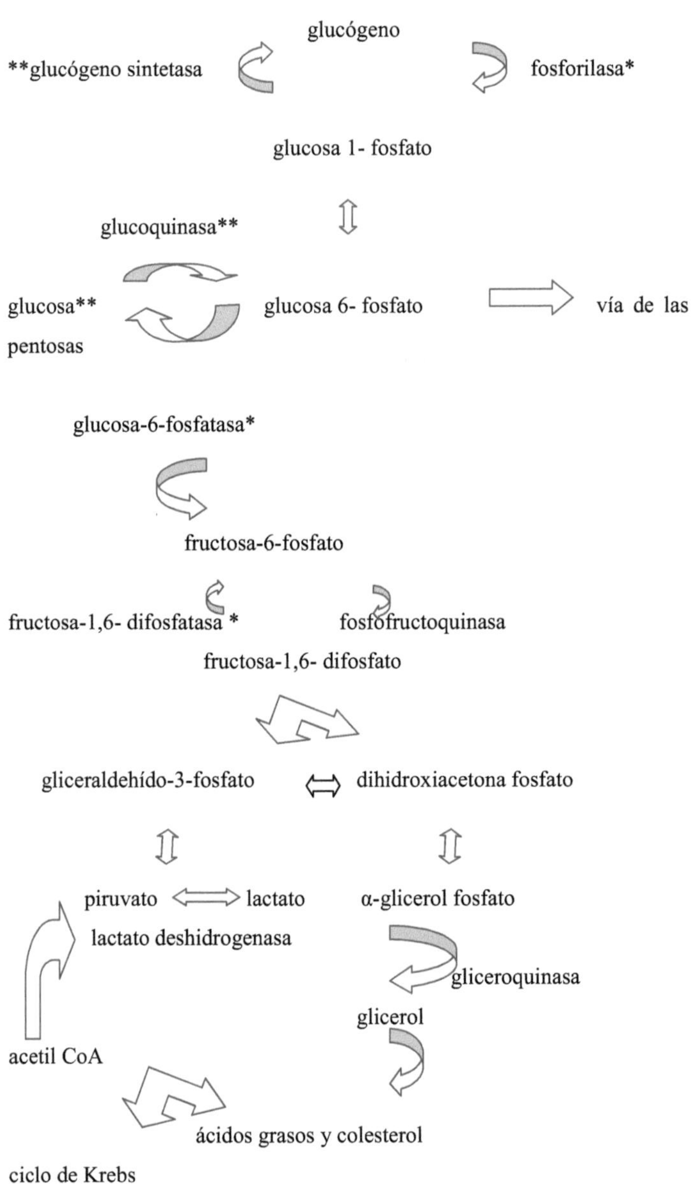

ATP, H_2O, CO_2

Las reacciones indicadas con * son estimuladas por adrenalina y glucagón.

Las reacciones indicadas con ** se ven estimuladas por insulina.

Figura 4. Aspectos metabólicos de la glucosa.

La insulina , el glucagón y somatostatina son de origen pancreático y la adrenalina se origina en la médula adrenal.

La insulina actúa almacenando energía e inhibiendo la movilización de las reservas energéticas, por lo que se considera anabólica. Por el contrario el glucagón favorece las funciones catabólicas y estimula la formación de glucosa. Este control adecuado de la homeostasis de la glucosa requiere de la secreción adecuada de ambas hormonas que actúan en coordinación sobre el tejido adiposo, hígado y músculo para mantener una concentración de glucosa estable en plasma. La somatostatina actúa localmente regulando la liberación de insulina y glucagón por el páncreas.

La insulina es un péptido de 6000 Daltons formado por dos cadenas AyB de aminoácidos unidas por puentes disulfuro.(dos puentes intercatenarios y uno intracatenario en A). Las cadenas son A (ácida) de 21 aminoácidos y B (básica) de 30 aminoácidos. Es secretada por las células β del páncreas y puede existir como monómero que es la forma activa biológicamente y como hexámero que se almacena en gránulos de las células β. Varía según la especie siendo la más similar a la humana la porcina que difiere en un solo aminoácido.

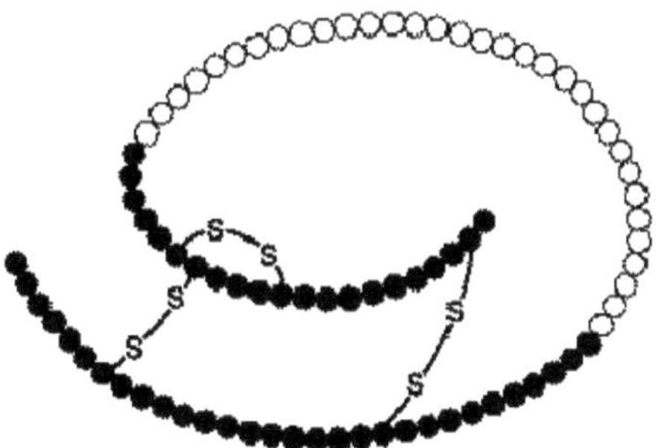

Figura5. Preproinsulina. Precursor de la insulina.

Guía de Alimentación y salud. Universidad Nacional de Educación a distancia. Facultad de Ciencias. Dpto.Química Inorgánica y Química Técnica.2004-2005

www.uned.es/.../guia/diabetes/que_es.htm

La síntesis comienza con un precursor biosintético , la preproinsulina , que consta de las cadenas A y B y un péptido de conexión llamado péptido C, y una secuencia aminoterminal hidrofóbica que actúa como secuencia señal de manera de trasladar la preproinsulina al interior del retículo endotelial. Una vez en el retículo endotelial se escinde la secuencia señal y se forma proinsulina que tiene la cadenaA , el péptido C y la cadena B. Este precursor se acumula en el aparato de Golgi y por acción de un estímulo secretor comienza la proteólisis del péptido C dando lugar a la liberación de insulina.

En ayunas la secreción de insulina es mínima y de proinsulina un 15 % de la primera. Esta relación continúa siendo aproximadamente la misma cuando existe un estímulo para su secreción . Se ha encontrado porcentaje aumentado de proinsulina en pacientes ancianos , diabéticas embarazadas, diabéticas obesas , pacientes con insulinoma. Se ha demostrado que la proinsulina , péptido de 90000 Daltons tiene 10% de la actividad biológica de insulina, y vida media tres veces más larga.
La secreción de insulina está regulada por :

- La disponibilidad de productos alimenticios(glucosa, aminoácidos, ácidos grasos, y cuerpos cetónicos aumentan la secreción).
- Hormonas gastrointestinales. Varias hormonas gastrointestinales insulinotrópicas llamadas incretinas, entre las cuales se destaca la GLP-1 (glicagón like peptide 1) secretada por el intestino delgado, por ser la de acción más potente , actúan estimulando la secreción de insulina , inhibiendo la de glucagón, retrasando el vaciamiento gástrico, produciendo sensación de saciedad , disminución del apetito y descenso de peso, además de regular la proliferación de las células insulares con potencialidad de aumentar el capital de células β. En diabetes tipo 2 y en los pacientes con alteración de la tolerancia a la glucosa,. la liberación de GLP- 1 en respuesta a la ingesta de hidratos de carbono, está disminuida. Actualmente se considera que esta reducción del GLP-1 juega un rol importante en

el determinismo y/o perpetuación de la diabetes tipo 2. Si biem está disminuida la secreción, no lo está su acción insulinotrópica, por lo cual podría ser útil en el tratamiento de diabetes tipo 2, pero tiene una acción muy corta por ser rápidamente degradados. Están en investigación incretinomiméticos o potenciadores de GLP-1, los cuales constituyen una medicación promisoria para el futuro.(Belzarena, 2004)

- Mecanismos autónomos. La adrenalina y noradrenalina inhiben la secreción de insulina por acción sobre los receptores α_1.
  La hipoxia, hipotermia y quemaduras graves suprimen la secreción de insulina pues activan el Sistema Nervioso Autónomo.
- Otros estímulos hormonales: glucagón, tiroxina, somatostatina y glucocorticoides, afectan la liberación de insulina. La insulina se destruye en hígado y riñón.

La insulina es por excelencia una hormona anabólica pues promueve los procesos anabólicos en músculo, hígado y tejido adiposo. Estimula la glicólisis, la síntesis hepática de glucógeno, triglicéridos , proteínas , así como la transferencia de glucosa y aminoácidos de la sangre a los tejidos insulinodependientes para su almacenamiento como glucógeno y proteínas e inhibe la gluconeogénesis y los procesos catabólicos o sea la degradación de proteínas , glucógeno y grasas.

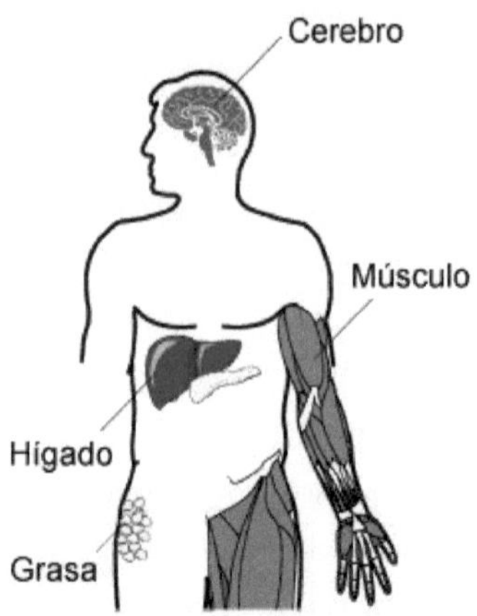

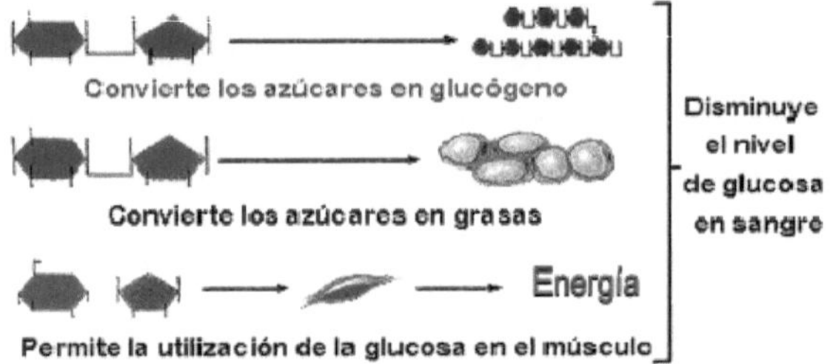

Figura 6. Funciones de la insulina.

Guía de Alimentación y salud. Universidad Nacional de Educación a distancia. Facultad de Ciencias. Dpto.Química Inorgánica y Química Técnica.2004-2005

www.uned.es/.../guia/diabetes/que_es.htm

El glucagón es un polipéptido de cadena única constituido por cuatro fracciones componentes y carece de puentes disulfuro, siendo producido por las células α pancreáticas. En el tubo gastrointestinal se forman también polipéptidos similares al glucagón. El glucagón humano es idéntico al porcino y bovino .

Antagoniza a la insulina. Se degrada en hígado y riñón así como en plasma.

Es un agente hiperglucemiante que actúa para formar glucosa a partir de proteínas y glucógeno en los períodos de ayuno. Actúa en el hígado acelerando la glucógenolisis a nivel de las células adiposas aumentando la liberación de ácidos grasos .

La secreción de glucagón está regulada por :

- La disponibilidad de productos alimenticios
- Hormonas gastrointestinales
- Mecanismos autónomos.

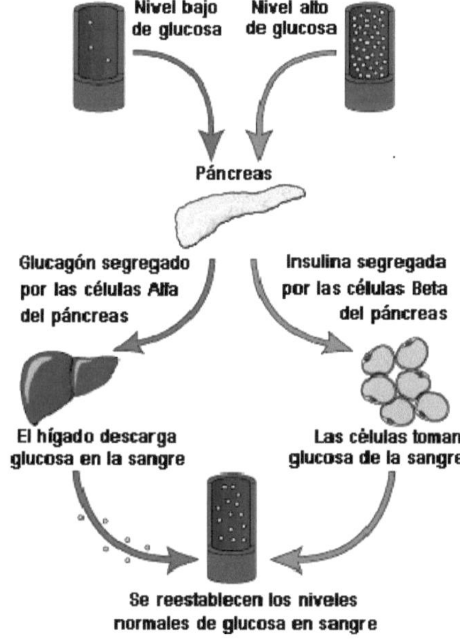

Figura 7. Regulación de los niveles de glucosa.

Guía de Alimentación y salud. Universidad Nacional de Educación a distancia. Facultad de Ciencias. Dpto.Química Inorgánica y Química Técnica.2004-2005

www.uned.es/.../guia/diabetes/que_es.htm

La somatostatina es un tetradecapéptido con un puente disulfuro, que se sintetiza en las en las células D del páncreas , próximas a las α_2 en que se sintetiza el glucagón. Inhibe la secreción de insulina.

Luego de la ingesta se pasa de un estado catabólico a un estado anabólico debido a la insulina actuando sobre receptores presentes en células insulinodependientes con lo cual se forman triglicéridos, glucógeno y proteínas a partir de ácidos grasos, glucosa y aminoácidos. En situación de ayuno se da un estado catabólico, existiendo un mínimo nivel de insulina y comienza a utilizarse la reserva. Intervienen glucagón, adrenalina, corticoides y hormona del crecimiento.

Los tejidos insulinodependientes (músculo, tejido adiposo) liberan metabolitos intermediarios como glicerol, ácidos grasos, lactato, piruvato, aminoácidos que van al hígado para elaborar glucosa.

Cuando decimos glicemia nos referimos a la concentración de glucosa de la sangre que proviene de tres fuentes: sacáridos exógenos, sacáridos endógenos(glucogenolisis) y gluconeogénesis(glucosa a partir de aminoácidos , glicerol, ácido láctico y pirúvico). Como consecuencia de alteraciones en el metabolismo de la glucosa tendremos estados de hipoglicemia o hiperglicemia. como es el caso de la diabetes.

Los pacientes con diabetes mellitus tienen nivel de glucosa en sangre alto lo cual puede deberse a: no suficiente insulina o a que los tejidos corporales no están respondiendo adecuadamente a la insulina. (Gerich, 1998).

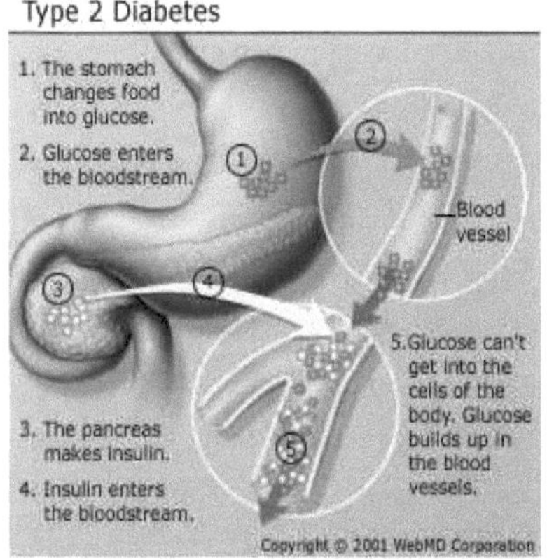

Figura 8. Diabetes tipo 2. Forma de actuar la insulina.
Arnold E. Type 2 Diabetes.2003.
www.diabetes-immune-system.com/Type 2_diabetes.jpg

1.2.1.3- Clasificación de diabetes.

Hay diferentes formas de diabetes MELLITUS: Diabetes tipo 1, Diabetes tipo 2, la Diabetes MODY.(Maturity Onset Diabetes of the youth) , Diabetes gestacional. (Gerich, 1998) y diabetes secundarias.

La diabetes tipo 1 , antes llamada insulino dependiente, es de inicio brusco, en general antes de los 30 años, con tendencia a la cetosis, ausencia de obesidad con destrucción de células β del páncreas de tal manera que no hay producción de insulina. Por tanto se requieren inyecciones de esa hormona para sobrevivir. La diabetes tipo 1 aparece con más frecuencia en niños . Aunque representa sólo 10% de todos los casos de diabetes, es la enfermedad crónica más común.

La diabetes tipo 2 es la forma más común y antes conocida como no insulino dependiente, apareciendo en forma progresiva generalmente después de los 40 años, con alta incidencia de obesidad y antecedentes familiares.. Es un trastorno en el cual el cuerpo no usa de manera apropiada la insulina. Cuando se da insulinoresistencia el páncreas intenta compensar esta situación segregando más insulina , pero posteriormente puede llegarse a un agotamiento de las células β del páncreas y se presenta la diabetes. En el tratamiento de la misma se incluye dieta , ejercicio , fármacos orales, insulina, o una combinación de éstos.

La obesidad hace que los tejidos del organismo sean menos sensibles a la insulina. Esta forma que representa el 90 % de los casos de diabetes , aparece generalmente en adultos.

La diabetes MODY, es el diagnóstico dado a los jóvenes. Este tipo de diabetes es familiar, habiéndose identificado algunos genes implicados con dicha enfermedad. (Gerich, 1998).

Además de las formas vistas de diabetes , existe la llamada diabetes gestacional, que se manifiesta en el embarazo y puede desaparecer luego del alumbramiento.

1.2.1.4-Complicaciones.

La diabetes se caracteriza por altas concentraciones sanguíneas de glucosa, que provocan cambios en órganos y tejidos que dan lugar a complicaciones devastadoras. Se ha probado en dos estudios relevantes (Diabetes Control Complications Trial DCCT con referencia a diabetes tipo1 y United Kingdom Prospective Diabetes Study UKPDS con referencia a diabetes tipo 2) que un control meticuloso de la glucemia reduce el riesgo de complicaciones. Muchos pacientes con diabetes no se apegan a los programas de tratamiento diseñados para alcanzar este fin.(Vinik, 2003) Los estudios más completos son los de Estados Unidos , de los cuales surge que hay casi 16 millones de personas en Estados Unidos que tienen diabetes y casi 6 millones de ellos no lo saben . Cada día 1600 estadounidenses se diagnostican como diabéticos , esta patología y sus complicaciones provocan la muerte de más de 160000 estadounidenses cada año.

A la diabetes se le atribuye ser la responsable de uno de cada siete dólares gastados en servicios de salud en los Estados Unidos . La diabetes tiene más altos costos directos por servicio de salud que cualquier otra categoría de enfermedad . En costo total, la diabetes ocupa el segundo lugar después de todas las enfermedades mentales combinadas en Estados Unidos. Los costos rebasan los de cáncer, VIH/SIDA y alcoholismo.

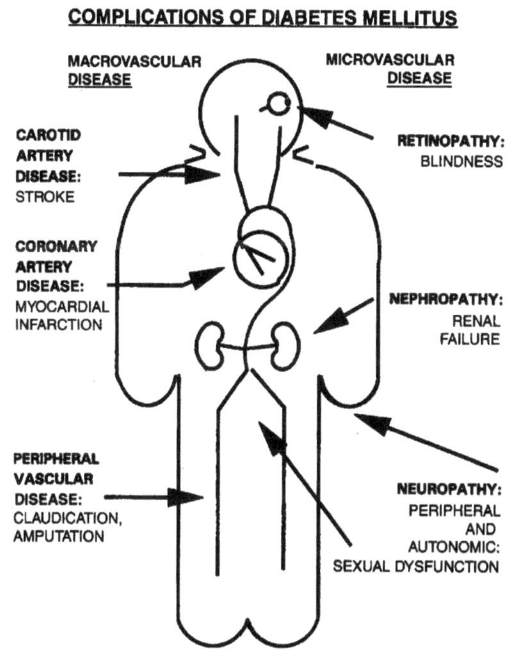

Figura 9. Complicaciones de diabetes mellitus.

William E., Complications of diabetes. Diabetes Mellitus. 2002: 62.

Las complicaciones de la diabetes son : microangiopatía y macroangiopatía.

Dentro de los trastornos microangiopáticos se destacan la retinopatía, nefropatía y compromiso del sistema nervioso . La macroangiopatía afecta los grandes vasos dando lugar a fenómenos tromboembólicos .

- La retinopatía diabética es la principal causa de ceguera en adultos en edad de trabajar, calculándose que muchos de los casos de pérdida de visión pueden prevenirse.
- La nefropatía diabética es la principal causa de nefropatía terminal .
- La diabetes es la causa número 1 de amputaciones no traumáticas. Sin embargo la American Diabetes Asociation calcula que 85% de los casos de pérdidas de extremidades son evitables.
- Los diabéticos tienen dos a seis veces más probabilidades de sufrir cardiopatía y están cinco veces más propensos a apoplejía. El 60% de muerte entre personas con diabetes se relaciona con enfermedad cardiovascular.

Los métodos para prevenir las complicaciones de la diabetes incluyen control meticuloso de la glucemia , control enérgico de la presión arterial, pruebas sistemáticas para reconocer problemas oculares, de riñones(investigación de microalbuminuria), titulaciones de lípidos, y el uso de medidas preventivas como fotocoagulación con láser, inhibidores de enzima convertidora de angiotensina, dietas bajas en proteínas , y complementos nutricionales apropiados. Las complicaciones pueden reducirse gracias a fármacos . Están en investigación los inhibidores de aldosa reductasa , de la reacción de glucosilación no enzimática, e inhibidores de subunidades β de proteincinasa C, y parecen ser muy promisorios.

La enfermedad cardiovascular es la principal causa de muerte en pacientes con diabetes. Los diabéticos comparten muchos de los mismos factores de riesgo de cardiopatía coronaria que la población general, pero en particular dislipidemia, tabaquismo , e hipertensión , producen mayor mortalidad cardiovascular en diabéticos que en población no diabética.

Además , diversos factores de peligro de cardiopatía coronaria , como dislipidemia, hipertensión y obesidad , son más frecuentes en enfermos con diabetes. (Garber, 1998).

Estas anomalías de lípidos incluyen la llamada dislipidemia diabética que se caracteriza por un aumento de los triglicéridos, lipoproteínas de muy baja densidad(VLDL) , reducción del colesterol de lipoproteínas de alta densidad(HDL) y aumento moderado , o concentraciones normales, de colesterol de lipoproteínas de baja densidad(LDL). (Garg y col., 1990) .Las lipoproteínas LDL serán pequeñas y densas y esto contribuye a aumentar su aterogenicidad.

Se ha informado que un incremento de la hemoglobina glicada se relaciona con mayores tasas de complicaciones de la diabetes, en retinopatía y en cardiopatía isquémica. (Klein, 1995) lo que concuerda con lo establecido en los trabajos DCCT y UKPDS.

Un mecanismo que vincula la hiperglucemia y las complicaciones vasculares de la diabetes es la glucosilación no enzimática de proteínas , que incluye las lipoproteínas circulantes. La glucosilación proteínica no enzimática se relaciona con diversos procesos que promueven la aterosclerosis . El enlace de glucosa con proteínas produce complejos insolubles llamados productos finales de glicación avanzada(advanced glication endproducts) (AGE) (Schwartz y col., 1992) , cuya producción está muy acelerada en la hiperglucemia.

Los efectos de AGE incluyen los siguientes: 1) cambios procoagulantes en la superficie de las células endoteliales , donde al unirse generan mayor estrés oxidativo, 2) mayor permeabilidad endotelial por inhibición de la unión de heparán sulfato a la matriz extracelular, 3) alteración de la dilatación dependiente del endotelio por depleción de óxido nítrico, 4) proliferación de células del músculo liso por inducción de citocinas, debida a la unión de proteínas unidas a AGE, a receptores específicos en los macrófagos, y 5) mayor secreción de factor de crecimiento derivado de plaquetas y una acentuación de la quimiotaxis de monocitos sanguíneos. (Schwartz y col., 1992)

La glicación de lipoproteínas incrementa su potencial aterogénico. La LDL glicada , evade la detección de los clásicos receptores de LDL , aumentando los niveles de colesterol esterificado.

La aterogénesis acelerada relacionada con la diabetes puede deberse en parte, a disfunción endotelial , que es penetrante en la diabetes. Un incremento en el colesterol LDL oxidado o modificado produce daño endotelial funcional en la pared arterial.

Las células endoteliales , las células de músculo liso y los macrófagos de la pared arterial pueden oxidar LDL, que actúa como quimioatrayente de monocitos circulantes.

Las plaquetas se agregan y adhieren al área de lesión endotelial y liberan tromboxano, potente vasoconstrictor y proagregante, y factores del crecimiento que estimulan la progresión y migración de células de músculo liso. Todos estos procesos pueden dar lugar a la formación de una placa aterosclerótica. En etapas tardías de la formación de la placa, los factores del crecimiento promueven la proliferación de las células de músculo liso de la íntima y su migración.

Dichas células sintetizan y secretan colágeno , fibras de elastina, y proteoglucanos, que incrementan el volumen de la lesión , mientras se acumulan lípidos dentro de las células y en el tejido conectivo vecino. En las etapas finales de la formación de la placa, se acumulan trombos y las células de músculo liso mueren, lo que produce una placa constituida por desechos fibrosos con depósitos de lípidos y calcio. (Creager y col., 1990). Como el síndrome de resistencia a la insulina está constituido por varios factores de riesgo de cardiopatía coronaria, sería de esperar la presencia de las mismas disfunciones características del endotelio que suceden n la regulación del tono vascular. En modelos de experimentación de diabetes, y en pacientes con diabetes tipo 2, la disfunción endotelial se debe a anomalías en la síntesis de óxido nítrico, que es el más importante vasodilatador derivado del endotelio. (Abiru y col., 1990).

Por último , los triglicéridos aumentados se relacionan con un estado procoagulante que puede acelerar la aterogénesis en diabéticos. (Bierman, 1992).

Como las concentraciones de triglicéridos están altas, se acentúa la actividad del factor VII y del factor X. Se describe un incremento en las concentraciones del PAI –1 y también la agregabilidad plaquetaria.

Se ha demostrado claramente la importancia de controlar la glucemia para reducir las complicaciones microvasculares de la diabetes tipo 1 , así como la enfermedad macrovascular en diabetes tipo 1 y 2.

El primer objetivo del control de la glucemia debe ser disminuir la hemoglobina glicada a menos de 7%

En algunos enfermos es difícil alcanzar este grado de control por diversas razones.

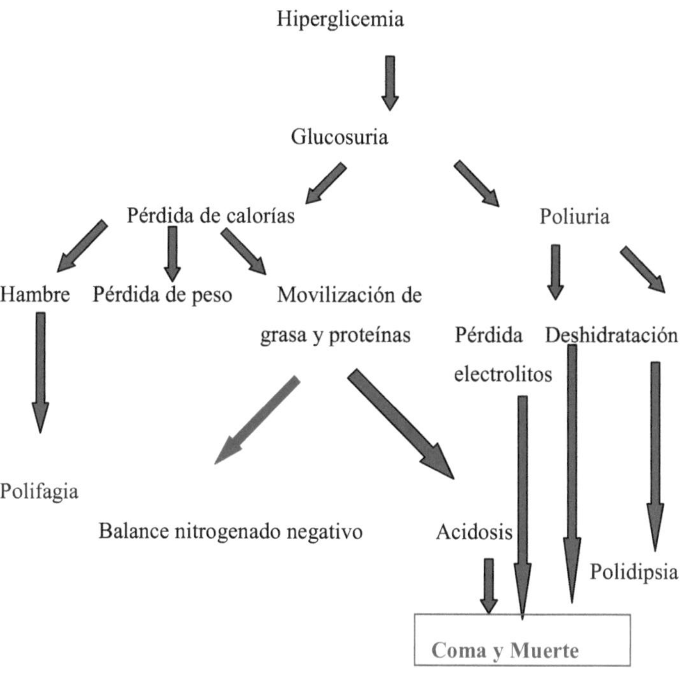

Figura 10. Manifestaciones clínicas de diabetes.

1.2.1.5 PRUEBAS DE LABORATORIO PARA CONTROL DE DIABETES.

La prueba más utilizada para diagnóstico de la diabetes es la glicemia y para control de la enfermedad además de la glicemia se utiliza la hemoglobina glicada.

El diagnóstico de los trastornos del metabolismo de los hidratos de carbono se apoya en parte en la medición de la glucosa plasmática en ayunas o tras estimulación.

1.2.1.5.1- GLICEMIA

La sangre venosa es la muestra de elección para el análisis de glucosa.

Si bien las determinaciones de glucosa en sangre completa han cobrado nuevamente importancia por los equipos de point of care y glucómetros empleados para autocontrol, se prefiere el suero por las siguientes razones:

El nivel de glucosa en sangre completa se ve influenciado por el hematocrito. Contenido de agua: en plasma: 93%

en eritrocitos: 73%

Contenido de agua en sangre total=

= [agua de los glóbulos rojos]+ [agua del plasma] =

= [Hto x agua de los GR(%)]+ `(1-Hto)x agua del plasma(%)]

Por ejemplo:

Para una muestra de 45% de hematocrito:

(0.45 x73) +(0.55 x 93)= 84 mL de agua por 100 mL de sangre total

Debido a que la glucosa está igualmente distribuida en el agua de la sangre:

(contenido de agua del plasma)/(contenido de agua de la sangre total)= 93/84=1.11 por lo cual para una muestra con un Hto del 45%, la glucosa del plasma es aproximadamente un 11% más alta que la de la sangre entera.

Cuando el hematocrito disminuye, el contenido acuoso de la sangre aumenta, por lo cual tendríamos un valor mayor de glucosa, y si el hematocrito está aumentado tendríamos un valor menor de glucosa.

Además hay interferencia por sustancias reductoras distintas de la glucosa procedentes de los eritrocitos denominadas sacáridos, y metabolización de la glucosa por parte de los eritrocitos y de los leucocitos.

Por esto último incluso trabajando con suero se debe agregar un inhibidor de la glicólisis si se va a tardar más de 30 minutos en separar el suero de las células.

Si la sangre va a estar estacionada por más de 2 horas se recomienda reforzar la acción anticoagulante del fluoruro que es débil, con oxalato de potasio cuya acción sobre la membrana celular impide la hemólisis y para asegurar que no se formen coágulos de fibrina que suelen obstruir las agujas de los instrumentos.

Los métodos para la determinación de glucosa pueden dividirse en dos grupos: químicos y enzimáticos . La mayoría de las determinaciones químicas se basan en sus propiedades reductoras , pero no son muy específicas.

Los métodos enzimáticos proporcionan una especificidad máxima en cuanto a la estimación de glucosa.(Howanitz, 1988)

<u>Método de glucosa oxidasa</u>

β-D-Glucosa + O_2 $\xrightarrow{\text{GLUCOSA-OXIDASA}}$ gluconolactona $\xrightarrow{H_2O/O_2}$

$\longrightarrow$ Ácido glucónico + H_2O_2

H_2O_2 + aceptor cromogénico de O_2 (reactivo de Trinder) $\xrightarrow{\text{PEROXIDASA}}$

Color + H_2O

Cualquier glucosa en forma α debe pasar a la forma β lo cual se consigue acelerar con la enzima mutarotasa. Se trata de un método de bajo costo y alta especificidad.

Método de hexoquinasa

$$\text{Glucosa} + \text{ATP} \xrightarrow{\text{HEXOQUINASA- Mg+2}} \text{Glucosa-6- fosfato} + \text{ADP}$$

$$\text{Glucosa-6- fosfato} + \text{NADP} \xrightarrow{\text{GLUCOSA-6-FOSFATO DESHIDROGENASA}} \text{6-Fosfogluconato} + \text{NADPH} + H^+$$

Es una técnica más costosa pero muy precisa y sin interferencias de importancia.

1.2.1.5.2- HEMOGLOBINA GLICADA

La Hemoglobina glicada resulta de una unión covalente glicoproteica por medio de una reacción no enzimática entre glucosa y el extremo NH_2 terminal de la valina de la cadena β de la hemoglobina A normal del adulto que dura toda la vida del eritrocito, si pasa a la forma ceto. (Mortensen, 1985)

La hemoglobina A representa 95-98% de la hemoglobina y de éste el componente A1 representa aproximadamente el 9%.(Gabbay, 1982)

La hemoglobina A1 está compuesta por tres fracciones que pueden ser separadas por electroforesis en A1a, A1b y A1c.

La hemoglobina glicada A1c es el componente mayoritario de la hemoglobina A1 que contiene la forma ceto. Aumenta en diabetes mal controlada.

En el individuo normal no diabético la hemoglobina glicada A1c comprende 4.4% a 6.4% del total de la hemoglobina. En el diabético puede llegar a 15% del total. Con el control metabólico efectivo puede caer a valores razonablemente bajos.

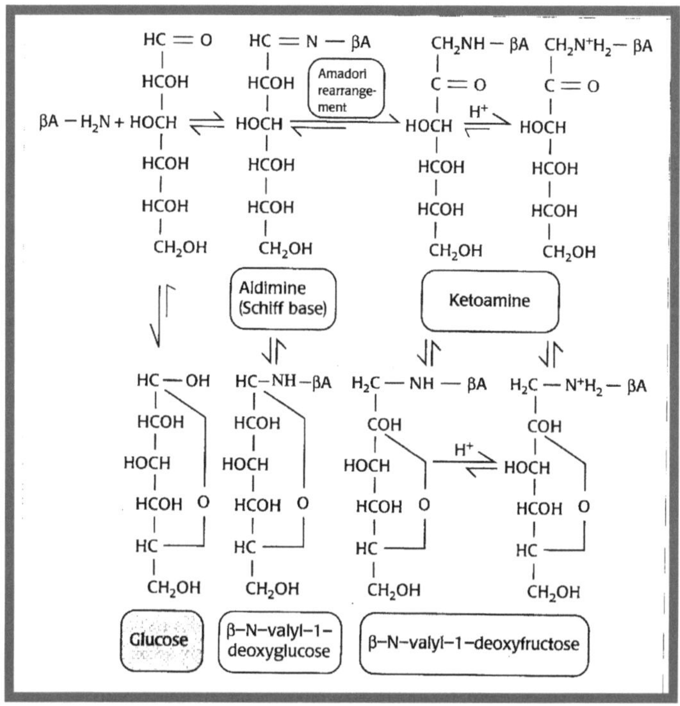

Figura 11.Reacción de glicación de la hemoglobina.
Garry J, Glycated haemoglobin: biochemistry of formation.
Monitoring glycaemic control in the diabetic patient. 2002:68-69.

El mantenimiento de niveles altos de glicemia se refleja en niveles altos de hemoglobina glicada.

Por esta razón este test es usado en el control glicémico de largos períodos en diabéticos, especialmente los insulino dependientes cuya glicemia muestra gran inestabilidad.

Este test refleja el control glicémico en las últimas 4 a 6 semanas. Se observan alteraciones del resultado en pérdidas crónicas de sangre, anemia hemolítica, insuficiencia renal crónica o cualquier otra causa de disminución de la vida media de eritrocitos.

No es adecuado para el seguimiento de pacientes diabéticos portadores de hemoglobinopatías, pues la presencia de variaciones de la hemoglobina ocasiona una disminución de la vida media de los hematíes y del tiempo de exposición de la hemoglobina a las variaciones de la concentración de glucosa circulante disminuyendo el porcentaje de la hemoglobina glicada. (Wey, 1993). El monitoreo de estos pacientes debe ser hecho por el dosaje de otras proteínas glicadas como por ejemplo la fructosamina.

La hemoglobina glicada es un test útil en la comprobación del control adecuado del paciente diabético, en la evaluación de riesgo fetal en embarazadas con diabetes pregestacional y en la evolución de retinopatía diabética. Un ejemplo grave de diabetes mal controlada puede ser la gestante diabética. Los neonatos de madres con hemoglobina glicada elevada en las primeras semanas de embarazo muestran una elevada incidencia de las principales malformaciones congénitas. El dosaje de hemoglobina glicada es buen indicador del metabolismo de la glucosa durante el embarazo. La concepción planificada para diabéticas tipo 1 y 2 pregestacionales consiste en tres hemoglobinas glicadas normales previa a la concepción y las primeras semanas para evitar malformaciones.

El clínico que trata con pacientes diabéticos podrá prevenir, retardar o revertir muchas complicaciones secundarias asociadas a diabetes cuando dispone de un mejor control del metabolismo de la glucosa.

Un diabético bien controlado tiene niveles más bajos de colesterol y triglicéridos, mejor funcionamiento de las plaquetas , leucocitos y fibrinógeno y mejor resistencia a infecciones que el no controlado.

Un método de determinación de hemoglobina glicada es inmunoquímico usando anticuerpos monoclonales en muestra de sangre entera con EDTA.

Se puede realizar un test basado en la formación de un complejo entre hemoglobina glicada y un reactivo compuesto por ácido 3-aminofenilborónico empleando tecnología llamada de captura iónica. (Middle, 1983). En esta tecnología hay una celda de reacción con una matriz de fibra de vidrio recubierta con un compuesto de amonio cuaternario de alto peso molecular. Esto imparte a la matriz un carga positiva que permite capturar (por interacción electrostática) el complejo cargado negativamente compuesto por dihidroboronato unido a ácido poliacrílico de alto peso molecular al cual se va a unir durante el ensayo la hemoglobina glicada por medio del azúcar de la misma. La hemoglobina glicada es separada entonces de la no glicada por interacción electrostática entre la hemoglobina glicada polianiónica y la superficie catiónica de la matriz.(captura iónica).

Al lavar la matriz se desplaza la hemoglobina no unida o sea la no glicada.

Una de las formas de medir la hemoglobina glicada y total es por fluorescencia que es una propiedad natural de la hemoglobina. El fluoróforo es la 4-metil umbeliferona y forma parte del lisante empleado. La concentración de hemoglobina glicada es dividida por la concentración de hemoglobina total y multiplicada por 100 para tener % hemoglobina glicada .

Aunque estos métodos detectan todos los tipos de hemoglobina glicada, incluyendo hemoglobina A1c, muestran una fuerte correlación lineal con los métodos que son específicos para HbA1c, como cromatografía de intercambio iónico.

Se ha definido una relación que permite calcular HbA1c a partir de Hb glicada.

$$\frac{\%\ \text{Hb glicada} + 1.76}{1.49} = \%\ \text{Hb A1c}$$

(Wilson, 1993)

Hemoglobina glicada es un término genérico referido a una serie de componentes de hemoglobina que se forman por unión a varios azúcares, siendo la más común la glucosa, por un proceso no enzimático.

Los eritrocitos humanos son permeables a la glucosa. Dentro de cada eritrocito se va a formar hemoglobina glicada en proporción a la concentración de glucosa del medio y al tiempo de exposición. La reacción es espontánea, no catalizada por enzima., pero lenta de modo que sólo una fracción de hemoglobina es modificada durante los 120 días de vida del eritrocito.

Como resultado la hemoglobina glicada provee una medida adecuada para medir los niveles de glucosa históricos en las cuatro semanas previas , con mayor influencia que los niveles recientes de glucosa. Es el promedio integrado de los niveles de glucosa a los que es sometido el glóbulo rojo en sus 120 días de vida media.

Otra definición aceptada para la hemoglobina glicada es el promedio integrado de los niveles de glicación de la hemoglobina durante la vida media del glóbulo rojo y está relacionado con la concentración de glucosa y el tiempo de exposición del glóbulo rojo a la misma.

Se ha reportado una relación entre hemoglobina glicada A1c y glucosa en sangre promedio durante dos a tres meses anteriores como que por cada 1% HbA1c habría una variación de 30 mg/ dL de glucosa en sangre promedio , de forma que podría tenerse una tabla que ilustra la relación entre hemoglobina A1c y la glucosa en sangre promedio. (Diabetes Control and Complications Trial Research Group, 1987)

%HbA1c	Promedio de glucosa (mg/ d L).
4	60
5	90
6	120
7	150
8	180
9	210
10	240
11	270
12	300

Tabla 1. Relación entre hemoglobina glicada A1c y glucosa en sangre.

Las determinaciones de hemoglobina glicada realizadas regularmente , ofrecen una medida , más fiel de los niveles de glucosa integrados en un determinado período de tiempo en la sangre del paciente diabético.

Una comparación de la medida de la glucosa en sangre y de la hemoglobina glicada en muestras de un mismo paciente de 4 en 4 horas revela grandes variaciones de glicemia y poquísimas de hemoglobina glicada, que además no es afectada por la dieta , uso de insulina o ejercicio en el día del examen y refleja el nivel medio de glucosa en las últimas semanas.

1.2.1.6- DIAGNÓSTICO

El diagnóstico oportuno y precoz de la diabetes mellitus permite realizar un tratamiento apropiado para controlar la sintomatología y evitar el progreso de la enfermedad.

El médico nunca debe hacer un diagnóstico sin fundamento, porque es de tanto riesgo y sicológicamente traumatizante para el paciente diagnosticar la enfermedad cuando no la hay, así como es orgánicamente riesgoso ignorarla cuando existe.

El diagnóstico debe considerar, tanto el aspecto clínico que sugiere la posibilidad de enfermedad, como el papel preponderante del Laboratorio que aporta la certeza diagnóstica

La glicemia se utiliza para diagnóstico y seguimiento de diabetes mientras que la hemoglobina glicada se usa fundamentalmente para control.(Singer,1989)

En lo que tiene que ver con diagnóstico se han recopilado las pautas (Raymondo, 1998) para diagnosticar diabetes de acuerdo a los nuevos lineamientos :

Glicemia en ayunas (ayuno de la noche no menor a 8 horas). Se consideran tres categorías.

Glicemia en ayunas<110mg/ d L - normal.

Glicemia entre 110 y 125 mg / dL – glicemia de ayunas alterada

Glicemia en ayunas ≥ 126 mg/dL- diagnóstico provisorio de diabetes Mellitus.

La Asociación de Diabéticos Americana ADA en sus últimas recomendaciones de enero de 2004 considera :

Glicemia en ayunas<100mg/ d L - normal.

Glicemia entre 100 y 125 mg / dL – glicemia de ayunas alterada

Este diagnóstico perderá el carácter de provisorio si se lo confirma a la brevedad con otro estudio en ayunas o con prueba de tolerancia oral.

Está indicado realizar una prueba de tolerancia oral a la glucosa cuando:

La glicemia en ayunas es menor de 126 mg/dL y los factores de riesgo tienen un gran peso. Dicha prueba se simplificó de acuerdo a los lineamientos de la Asociación Americana de Diabetes a dos determinaciones: Ayunas y a las dos horas de la ingesta de glucosa. Requerimientos más salientes:

1- Ingerir 150 g de carbohidratos/ día los tres días previos a la prueba.
2- En adultos , suministrar 75 g de glucosa anhidra en 375 mL de agua..

Para niños la toma es de 1.75 g/ kg de peso, llevando a una concentración de 20 g% con agua. Para embarazadas , la toma es de 75 g de glucosa anhidra en 400 mL de agua.

3- La solución debe tomarse en un lapso de 5 minutos.

4- En relación a la interpretación de datos obtenidos en la prueba de tolerancia oral, la glucemia a las dos horas por debajo de 140 mg/dL se corresponde con una respuesta normal, entre 140 y 199 corresponde a una tolerancia alterada, y cuando el valor es de 200 mg / dL o más se define un diagnóstico de Diabetes Mellitus.

El diagnóstico de Diabetes Mellitus sigue el siguiente esquema:

1- Síntomas de Diabetes Mellitus con glicemia al azar ≥ 200 mg/ dL. Al azar se define como independiente de la hora del día y del último alimento ingerido. Los síntomas clásicos de la Diabetes Mellitus incluyen poliuria, polifagia y pérdida de peso.

2- Glucemia en ayunas ≥ 126 mg/ dL. El estado de ayunas se define como falta de ingesta calórica por lo menos de 8 horas y no más de 16 horas.

3- Valor de glicemia en prueba de tolerancia oral, 2 horas postglucosa ≥ 200 mg/ dL. El test debe ser realizado utilizando una sobrecarga conteniendo un equivalente a 75 g de glucosa anhidra disuelta en agua.

No todos los individuos con intolerancia a la glucosa van a desarrollar diabetes . En un estudio de seguimiento a 15 años (García de los Ríos, 1992)se comprobó que el 12% regresó a la normalidad, el 31% se hicieron diabéticos y el resto continuó con su intolerancia. La disminución de la tolerancia a la glucosa se encuentra con elevada frecuencia (33%) en los obesos. El control y tratamiento de la obesidad mejora esta situación. Estos individuos tienen mayor riesgo de presentar enfermedades macrovasculares especialmente cuando tienen otros factores de riego como hipertensión arterial y dislipidemias.

La presencia de resistencia a la insulina y como consecuencia hiperinsulinismo, diabetes tipo II, hipertensión arterial, dislipidemia y aterosclerosis es un cuadro compatible con síndrome X. Este síndrome puede aparecer en forma completa o con sólo alguno de sus componentes, pero, lo crítico es hiperinsulinemia (Karam , 1992).

1.2.1.7 - TRATAMIENTO DE DIABETES.

La doabetes tiene características peculiares que conviene recordar para que la terapéutica sea exitosa:

Debe considerarse a la diabetes como una enfermedad sistémica, ya que casi ningún órgano o sistema está libre de ser atacado por ella.

Es la enfermedad más vulnerable , que se descompensa fácilmente por otras enfermedades, cambios en las ingestas o en la actividad física, stress, medicamentos, etc.

Se requiere tiempo para que el paciente diabético entienda claramente las características de su enfermedad, para lograr que participe activamente en su tratamiento, para que se sienta apoyado y también para que comprenda mejor lo que está sucediendo. Muchas veces frente a un resultado alterado de la glicemia, en lugar de memorizar un esquema terapéutico o de adoptar rápidamente un cambio en la conducta, es a veces más útil dialogar con el enfermo, lo que seguramente nos permitirá detectar el motivo de la descompensación y tal vez ni siquiera sea necesario cambiar el esquema terapéutico preexistente.

La trascendencia de la diabetes se debe a las múltiples repercusiones médicas , sociales y económicas que tiene sobre la población. Por lo tanto se debe realizar los mayores esfuerzos en la educación y control de estos pacientes , ya que solamente con esto se puede evitar que un enfermo joven llegue a la invalidez por una ceguera o una amputación, o se muera de una insuficiencia renal o de una afección cardiovascular.

El diabético bien controlado tiene menos descompensaciones metabólicas con lo que se evitan o disminuyen los días de internación, y tiene una sobrevida igual a la de la población general, en oposición a una sobrevida del 60% en los mal controlados.

No debemos olvidar que :

1) El diabético mal controlado presenta a los 5 a 10 años de evolución lesiones en la retina, y a los 15 años retinopatía severa al 90 % de los diabéticos tipo 1 y el 75% de los diabéticos tipo2.
2) La nefropatía diabética es la que más mortalidad provoca, y puede aparecer a los 10 años en el 10% de los mal controlados, y a los 20 años hasta en el 40%, siendo responsable del 25% de las diálisis.
3) La macroangiopatía manifestada sobre todo por enfermedad coronaria y cerebral representa la primera causa de muerte y es de 3 a 5 veces más frecuente en los diabéticos.

La neuropatía periférica y la vasculopatía de miembros inferiores(pie diabético), son los factores etiológicos más importantes de amputación.

El tratamiento de la diabetes mellitus dura toda la vida, es para ahora y para el futuro. Los objetivos del mismo son : lograr la euglicemia para evitar o al menos minimizar el desarrollo de las complicaciones crónicas.

Se ha demostrado que el mantenimiento de las glicemias y de las hemoglobinas glicadas (HbA1) dentro de límites normales previene las complicaciones, e incluso, si alguna está presente sería posible su reversión parcial o su estabilización con un control metabólico óptimo. (Chase y col., 1989).

La patogénesis de las complicaciones sería probablemente multifactorial. (Skyler , 1996)

Algunos estudios muestran que el 75% de los diabéticos podrían evitar complicaciones con un buen control, 20% no desarrollarían complicaciones independientemente de su grado de control y un 5% las tendrían aún con un perfecto control metabólico.

El tratamiento debe ser individualizado, sin embargo el médico debe manejar un plan general que consiste en:

A)Educación

B)Plan de alimentación

C)Actividad física

D)Tratamiento medicamentoso:

Hipoglucemiantes orales

Insulina

A) EDUCACIÓN

La educación diabetológica es un recurso terapéutico indispensable para mejorar la calidad de vida del paciente. El diabético que sabe más vive más. Se reduce el número de internaciones y la aparición de las complicaciones.

Todo médico que diagnostique un diabético debería brindarle al menos nociones básicas de su enfermedad. Después , lo ideal es que el paciente integre un grupo de educación o pueda ser asistido por un especialista, para que pueda ampliar sus conocimientos sobre su afección, su plan de alimentación , medicación, descompensaciones agudas y si recibe insulina a autoinyectarse.

Los contenidos educativos deben ser explicados y evaluados las veces que sea necesario, hasta que el paciente haya aprendido. Una normoglucemia lo más estable posible sólo se logra con la colaboración del paciente en la dieta , en el ejercicio, en el autocontrol y en la consecuente adaptación a la terapia. Esto requiere una enseñanza intensiva porque sólo cuando el enfermo comprende todo lo relacionado con la Diabetes es capaz de aprender a reaccionar correctamente.

Es importantísimo considerar los aspectos emocionales (negación, depresión, rebeldía, etc.) , ya que a veces el impacto emocional que les ocasiona el diagnóstico les perturba de tal forma, que les impide captar los conocimientos, por lo que hay que determinar el momento más adecuado para la educación. (Carrasco, 1992).

También por tratarse de un tratamiento de por vida y con numerosas restricciones, son frecuentes los cambios de carácter que repercuten negativamente en la compensación de la enfermedad.

B) PLAN DE ALIMENTACIÓN

La dieta constituye un aspecto fundamental en el tratamiento del paciente diabético, ya que es imposible lograr un buen control metabólico sin un esquema de alimentación adecuado.

Siempre debe existir un equilibrio entre la alimentación , la actividad física y la medicación hipoglucemiante.

La dieta debe contemplar entre otras cosas (Carrasco, 1992).

- Edad
- Sexo
- Estado nutricional previo
- Tipo de Diabetes
- Actividad física.: laboral y recreacional
- Hábitos alimentarios : ambientales, sociales, económicos y culturales.
- Tipo de tratamiento medicamentoso
- Patologías asociadas

La educación alimentaria determina la flexibilidad de la dieta, y el paciente que tiene conocimientos puede realizar intercambios, lo que resulta en una dieta más variada.

En nuestro medio se aconsejan las siguientes proporciones : un 50 %-60% de las calorías serán aportadas por los hidratos de carbono: 12%-15% por las proteínas , y un 30 % a 35 % por los lípidos.

Se debe preconizar las comidas a horarios regulares durante el día y todos los días , con una distribución fija de la cantidad de hidratos de carbono. Finalmente no debe olvidarse que el diabético no tolera ayunos prolongados, por lo que si no puede ingerir alimentos (por vómitos, preparación de exámenes, preoperatorios, etc.) debe colocársele suero glucosado (3 litros equivalen a 150 gramos de hidratos de carbono).

C) ACTIVIDAD FÍSICA

El ejercicio tiene fundamental importancia no sólo para mantener bajos los niveles de glicemia sino también para mejorar la sensibilidad corporal a los efectos de la insulina.

Además ayuda a disminuir los niveles de lípidos en sangre , mejora la circulación y aporta beneficios sicológicos.

Antes de comenzar a realizar ejercicios , se debe tener una buena evaluación general, no sólo cardiovascular sino también de la retina y de los miembros inferiores.

Además de los impedimentos que pueden surgir de esta evaluación(retinopatía con lesiones en actividad, polineuropatía, etc.) no debe realizarse ejercicio frente a diabetes descontrolada(glicemia mayor de 2.50 g/L) y sobre todo en presencia de acetona.

El ejercicio permite reducir las dosis de insulina o hipoglucemiantes o aumentar la cantidad de comida, lo que debe evaluarse con el médico.

Se deben tomar alimentos suplementarios (colaciones) antes de iniciar el ejercicio o cuando la actividad se prolonga más de 30 o 40 minutos. (Carrasco, 1992).

D) TRATAMIENTO MEDICAMENTOSO

Hipoglucemiantes Orales.

Se emplean en el diabético tipo 2 de peso normal o elevado que no responde a la dieta exclusiva durante un período razonable de tiempo. Algunos autores hablan de esperar hasta 3 meses (Tapia, Baiier, 1992) con dieta sola en diabéticos obesos ya que la reducción de peso mejora la resistencia insulínica, y a veces es suficiente para mantener un diabético controlado.

En general , se prefieren plazos menores, y si las glicemias no mejoran en el lapso de 1 mes, comenzamos con pequeñas dosis de hipoglucemiantes.

Se le debe advertir al paciente que si tiene síntomas de hipoglucemia en 2 o más días sucesivos suspenda la medicación y concurra a la consulta.

La misma conducta se adopta en diabéticos de peso normal.

Se cuenta con medicamentos :

- insulino secretores : Sulfonilureas.(Tolbutamida, Clorpropamida , Glibenclamida, Glicazida, Glimepirida)
  Meglibinidas (Repaglinida y Nateglimida)
- insulinosensibilizadores : Biguanidas (Metformina) .
  Tiazolidinedionas.(Rosiglitazona y Pioglitazona.)
- Fármacos que interfieren en la absorción intestinal :Acarbosa y Orlistat.
- asociaciones medicamentosas:
  Glibenclamida+Fenformina (Novazide)
  Clorpropamida+ Fenformina (Ultrazide)

Historia de los hipoglucemiantes orales

En 1942 se descubrió que una sulfonamida (p-amino-benzeno-sulfonamido –isopropiltiadiazol) inducía hipoglucemia.

Luego se observó que el compuesto no ejercía efecto hipoglucémico en el animal completamente pancreatectomizado, lo que sugería que la acción era el resultado de la estimulación del páncreas para secretar insulina.

No hubo aplicación práctica de estos hallazgos hasta que se descubrió que el agente antibacteriano carbutamida disminuía la glucemia en los pacientes tratados por enfermedades infecciosas., demostrando la aparente utilidad del fármaco en el tratamiento de la diabetes mellitus. Poco después se introdujo el compuesto tolbutamida. Esta sustancia no es antibacteriana , es menos tóxica que la carbutamida y pronto se hizo popular para el tratamiento de ciertos pacientes diabéticos.

La tolbutamida es un miembro de la clase de agentes hipoglucemiantes orales llamados sulfonilureas. Muchos compuestos de sulfonilurea ejercen actividad hipoglucemiante. Los preparados de venta comercial tienen la siguiente fórmula estructural:

$$R - C_6H_4 - SO_2 - NH - \underset{\underset{O}{\|}}{C} - NH - R$$

Todos los compuestos efectivos son arilsulfonilureas con sustituciones en los grupos benceno y urea.

Las sulfonilureas estimulan al tejido insular a secretar insulina. e inhiben la liberación de glucagón y adrenalina y aumentan los receptores para insulina.

Estimulan la secreción de insulina sin actuar sobre la síntesis.

En animales de experimentación se ha encontrado que la administración de sulfonilureas aumenta la concentración de insulina en la vena pancreática . Los animales receptores, diabéticos o no , muestran hipoglucemia en respuesta a la infusión de sangre de la vena pancreática de animales donantes tratados con sulfonilureas, pero no a la infusión de sangre de la vena mesentérica o femoral de los mismos animales. La sulfonilureas causan degranulación de las células beta , un fenómeno asociado a mayor secreción de insulina. Las sulfonilureas son ineficaces en los pacientes totalmente pancreatectomizados y en los sujetos diabéticos tipo 1. En cambio son efectivos en pacientes diabéticos insulinodependientes en los que el páncreas conserva la capacidad de secretar insulina. Puede también haber algún efecto de las sulfonilureas sobre el control adrenérgico de la secreción de insulina pues estos agentes pueden inhibir la liberación de catecolaminas.(Hsu y col., 1975).

Durante la administración crónica , una porción significativa de la acción hipoglucemiante de las sulfonilureas puede deberse a acciones extrapancreáticas. La biosíntesis de insulina puede incluso disminuir , y los tejidos periféricos pueden hacerse más sensibles a una dosis fija de hormona administrada., debido a un aumento del número de receptores (Lebovitz y Feinglos, 1978) para la insulina.

Otro efectos extrapancreáticos de las sulfonilureas se han evidenciado en diferentes órganos y algunos de ellos pueden potenciar los efectos de la insulina.

Las sulfonilureas se absorben fácilmente del tracto gastrointestinal. En cuanto a toxicidad se han visto reacciones hematológicas (leucopenia transitoria), cutáneas y gastrointestinales. No deben usarse en enfermos con insuficiencia renal o hepática debido al importante papel del hígado en la metabolización y del riñón en la excreción de las drogas.

Otro grupo de compuestos, el de las biguanidas se desarrolló con independencia de las sulfonilureas. Sus antecedentes históricos se remontan al año 1918 en que se descubrió que las biguanidas causaban hipoglicemia en las ratas. El compuesto fenformina se introdujo en la práctica clínica y se usó durante varios años, pero ahora se lo ha retirado del mercado en los Estados Unidos, debido en particular a su tendencia a causar severa acidosis láctica. La metformina estuvo en el mercado europeo desde 1957 y no fue aprobada por la FDA hasta 1994. Todos ellos están disponibles en nuestro mercado.

La biguanidas aumentan la penetración de glucosa en la célula , aumentan la metabolización de glucosa, disminuyen la absorción de glucosa a nivel intestinal. Disminuye la producción hepática de glucosa por inhibición de la gluconeogénesis. Tienen efecto favorable sobre los lípidos plasmáticos y reducen el peso sin causar hipoglucemia.

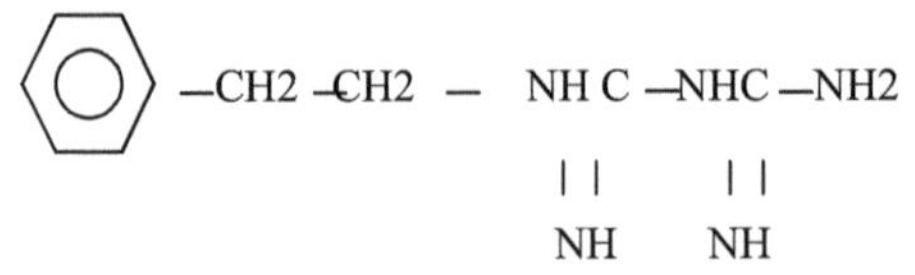

—CH2 —CH2 — NH C —NHC —NH2 Fenformina

| | | |

NH NH

Otros agentes hipoglicemiantes son los que interfieren en la absorción intestinal inhibidores de alfa-glucosidasa que producen un efecto sobre la glucemia más modesto que los anteriores. Dentro de estos está la acarbosa y miglitol que inhiben de forma reversible las alfa-glucosidasas intestinales, enzimas responsables de metabolizar los hidratos de carbono complejos en unidades absorbibles de monosacáridos. Esto da lugar a un ascenso retardado y no tan intenso de la glicemia , disminuyendo la hiperglucemia post-prandial,y la hemoglobina glicada.

La eficacia de la acarbosa es menor que la de otros antidiabéticos orales, disminuyendo menos la Hb glicada .

CONDUCTA TERAPÉUTICA EN LA DIABETES MELLITUS TIPO2

Diabetes Mellitus tipo2 (peso normal)-

Dieta Normocalórica-con restricción de Hidratos de Carbono.

Compensado(continúa sólo con dieta)

No compensado- S

Compensado

No compensado S+B

Compensado

No compensado-Insulina

Diabetes Mellitus tipo2 (obesos)-

Dieta Hipocalórica con restricción de Hidratos de Carbono .

Compensado(continúa sólo con la dieta)

No compensado- B

Compensado

No compensado S+B

Compensado

No compensado- Insulina

Si un diabético debuta con un cuadro severo sobre todo por asociación con otra patología que requiera insulina para su compensación, luego de estabilizarlo debe intentarse su tratamiento con hipoglucemiantes orales.

La experiencia indica que si el requerimiento insulínico del paciente es inferior a 40 unidades y con mayor seguridad si es inferior a 20 unidades, responderá a los hipoglucemiantes orales (Tapia , Baiier , 1992). Pero estos límites no son para nada absolutos y con el enfermo hospitalizado se debe adecuar el tratamiento óptimo.

En la Historia natural de la diabetes tipo2 hay un momento en que los hipoglicemiantes orales combinados a dosis máximas no son capaces de mantener al paciente bien compensado. Allí debe indicarse insulina y se habla de diabetes tipo2 insulino requirentes

A veces se observa una mala respuesta a las drogas, casi inmediatamente de iniciados los hipoglucemiantes orales en individuos de 30 a 40 años de peso normal o adelgazados. En general es debido a una mala indicación de tales drogas y se trataba de diabéticos que se llaman diabéticos tipo 1 de iniciación lenta.

Otras veces la falta de respuesta a las drogas se presenta luego de un período en ausencia de otros factores de descompensación (incumplimiento a la dieta , stress, infecciones, etc.) Frente a esta situación se debe pasar a insulinoterapia definitiva y no mantener al paciente crónicamente descompensado .

Si el paciente es obeso hiperinsulinémico requerirá altas dosis de insulina lo que provoca mayor obesidad. En este caso se recomienda asociar a la dosis de insulina un hipoglucemiante oral a fin de compensarlo con una dosis única de insulina antes de la cena para inhibir la neoglucogénesis nocturna, lo que facilita la posterior acción de las drogas orales durante el día (Tapia, Baiier, 1992).

Contraindicaciones de los hipoglucemiantes orales:

-Absolutas: Diabetes tipo 1

Cetoacidosis. Embarazo. Lactancia

-Relativas: Insuficiencia renal crónica

Daño hepático. Cirugía

Reacciones adversas a los hipoglucemiantes (Baiier ,Genuth).

-para las sulfonilureas: -hipoglucemia

-intolerancia gástrica

-reacciones cutáneas

-hiponatremia y efecto antabus (clorpropamida)

-alteraciones hematológicas

-alteraciones hepáticas

-efecto antidiurético (Clorpropamida)

-para las biguanidas: acidosis láctica (pacientes hipóxicos)

síntomas gastrointestinales

anorexia

Interacción con otras drogas (Tapia, Campbell, 1992).

Pueden disminuir la glicemia:

-clofibrate

-antiinflamatorios no esteroideos

-aspirina

-fenilbutazona

-pirazolonas clofibrate

-trimetroprim –sulfa

-captopril

-IMAO

-propanolol

Pueden aumentar la glicemia:

-corticoides

-propanolol

-tiazidas

-hormonas tiroideas

-rifampicina

-fenobarbital

TRATAMIENTO INSULÍNICO.

Indicaciones:

1) Como tratamiento definitivo en:

Diabetes tipo 1

Diabetes tipo 2 en etapa de insulinorequirencia.

2)Como tratamiento transitorio:

cetoacidosis

embarazo

cirugía

Tipo de insulina:

1) Por su origen:

porcinas o humanas. (ambas en concentración actualmente sólo de 100 unidades)

2) Por su mecanismo de acción:

de efecto corto(cristalina o corriente)

de efecto intermedio(NPH) (neutral porcina altamente purificada)

La administración de insulina debe ir siempre seguida de la ingestión de alimentos o de suero glucosado. Si el paciente está en cetoacidosis o con glicemias muy elevadas, con suero fisiológico. Si tiene glicemias menores de 2.50 g/L o no puede ingerir alimentos, con suero glucosado.

El tratamiento con insulina debe ser un tratamiento aún más individualizado, para adaptarse al estilo de vida y metabolismo de cada persona con diabetes. Exige esfuerzo tanto del paciente como de los responsables de su cuidado. Las dosis de insulina son cambiantes y es importante enseñarles a los pacientes a auto controlarse y a tomar parte activa en esos ajustes. Es recomendable realizar ajustes de la dosis cuando los análisis no están al nivel deseado durante tres días consecutivos. Sin embargo, siempre es preciso asegurarse que no haya nada ajustable que pueda influir en el nivel de la glucosa(dieta, cambios en la actividad física, stress, infecciones, etc.)

Hay análogos de insulina que pueden ser :

-lentos como la insulina glargina LANTUS cuya acción dura 24 horas.

-rápidos como la insulina lispro HUMALOG que tarda 15 minutos y su acción dura 2 4 horas.

TIPOS DE TERAPIA INSULÍNICA

A) Terapia convencional: 1 o 2 dosis de insulina NPH, con o sin el agregado de insulina cristalina.

Es la que se usa habitualmente.

B) Terapia intensiva u optimizada convencional o no convencional.

Es la que se realiza con múltiples dosis de insulina en personas con diabetes muy lábil o con un estilo de vida muy variable. Exige un amplio conocimiento por parte del paciente, una estricta vigilancia y una gran colaboración. Por lo tanto nunca puede indicarse al inicio. Hay múltiples esquemas, siendo la insulinoterapia optimizada la que se realiza mediante las bombas de infusión de insulina.

1.2.2- HEMOSTASIS.

1.2.2.1- DEFINICIÓN.

En sus orígenes el término hemostasis (hemos: sangre, estasis: detención) se identificó con el de coagulación pues la formación del coágulo era lo que producía la detención del sangrado. Actualmente la hemostasis se refiere al conjunto de mecanismos que mantiene la indemnidad del árbol vascular, posibilitando el fluido de la sangre a través del mismo. Ello es posible gracias a complejas interacciones entre los componentes sanguíneos y la pared vascular. Existe un equilibrio complejo que asegura la hemostasis en el momento preciso y en el lugar indicado , evitando así la hemorragia y la obstrucción vascular por la formación de trombos excesivos. Cuando se produce una disrupción en el árbol vascular , se pone en marcha una serie de procesos en forma casi simultánea , a diferentes niveles , tendientes a detener el sangrado:

a) Factor vascular: los vasos se contraen para disminuir el flujo sanguíneo.

b) Factor plaquetario: las plaquetas se adhieren al área dañada y luego se agregan unas a otras para formar un tapón temporal sobre el cual actúan los factores de la coagulación.

c) Factores de la coagulación: refuerzan el tapón temporal formando una malla de fibrina.

d) Sistema fibrinolítico : limita la magnitud del coágulo y remueve el material depositado.

e) Sistemas enzimáticos plasmáticos (complemento, quininas, calicreínas y complejo renina-angiotensina): actúan indirectamente en el proceso.

f) Factores reológicos : velocidad, flujo y viscosidad de la sangre.

Distintas células sanguíneas intervienen en la hemostasis interactuando entre sí, con la pared vascular y con los factores plasmáticos.

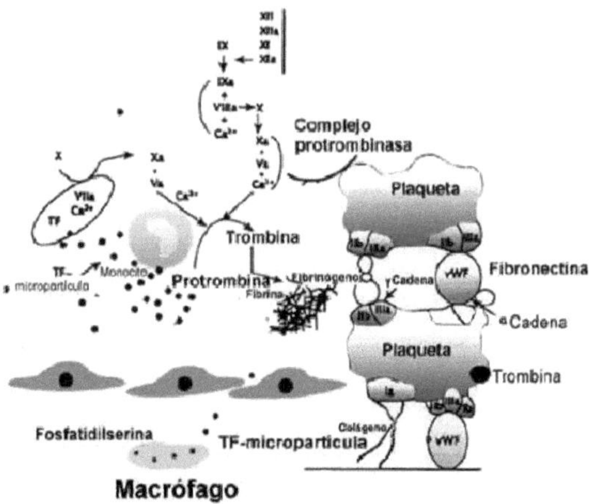

Figura 12. Representación de la coagulación.

Sambolo A. Papel de los Factores de Riesgo en la trombogenicidad sanguínea y los síndromes coronarios agudos. Rev.Esp.Cardiol.2003; 56: 1001-1009

www.hemodinamia del sur.com.ar/.../journal_0.17.asp

1.2.2.1.1- FACTOR VASCULAR . El endotelio tiene una participación activa en todas las fases del proceso hemostático. Ello es posible entre otras cosas debido a la existencia de receptores en la célula endotelial capaces de captar señales del medio circundante y de provocar respuestas en la propia célula en forma selectiva.El endotelio forma parte de una de las tres capas de la pared del vaso.

El vaso sanguíneo está compuesto por tres capas bien diferenciadas anatómica y funcionalemente.

-La íntima vascular compuesta por endotelio y subendotelio. El endotelio es una capa celular intermedia entre la pared vascular y el medio sanguíneo, y el subendotelio está compuesto por colágeno y microfibrillas de acción trombogénica.

-La media compuesta por fibras musculares lisas y elásticas que le confieren elasticidad y flexibilidad.

-La adventicia o capa externa, de tejido conectivo.

El endotelio con una extensión de más de 1000 metros cuadrados es un órgano con múltiples funciones reguladoras relacionadas con la coagulación, la fibrinolisis, la inflamación , con los fenómenos de proliferación celular, con modificaciones del flujo sanguíneo a través de su capacidad de inducir contracción y relajación , en la transferencia activa de sustancias metabólicas entre la sangre y el medio extravascular. Tiene sustancias vasodilatadoras como óxido nítrico que disminuyen la adhesión de monocitos y la agregación plaquetaria y vasoconstrictoras como endotelinas y angiotensina II.

El endotelio es naturalmente una superficie no trombogénica y de su integridad depende su capacidad funcional relacionada con la hemostasia, la cual está dirigida hacia dos aspectos fundamentales: evitar la hemorragia y prevenir la trombosis.

Cuando se produce disfunción endotelial da lugar a respuestas compensatorias como el aumento en la adhesión de los leucocitos y plaquetas al endotelio, el aumento de las actividades pro coagulantes y anticoagulantes y la formación de moléculas vaso activas como las citoquinas y los factores de crecimiento .

La lesión endotelial pone en juego mecanismos por medio de los cuales el organismo trata de limitar una eventual pérdida de sangre . Esos mismos mecanismos determinan la formación local del trombo y favorecen el comienzo y la evolución de la placa ateroesclerótica. Tiene lugar una interrelación del subendotelio con las plaquetas , mecanismos de coagulación y fibrinolisis y participación de otros elementos formes circulantes , que constituyen la base fisiopatológica de la trombosis.

La célula endotelial tiene capacidad de sintetizar factor de von Willebrand, enzima de conversión de la angiotensina, factor de relajación muscular u óxido nítrico, prostaglandinas entre las que se destaca la prostaciclina, fibronectina, laminina, trombospondina ,vitronectina, fundamentales para la interacción con las plaquetas.

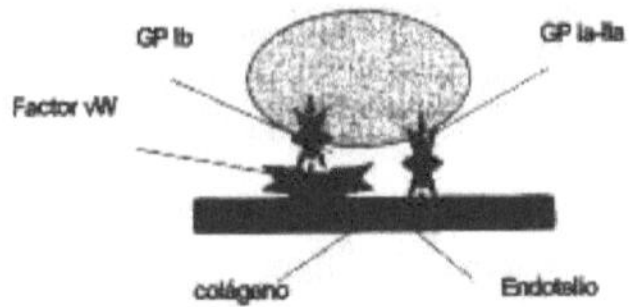

Figura 13. Interacción plaqueta endotelio.

Presenta además glicosaminoglicanos unidos a proteínas de membrana, receptores de membrana para trombina (la trombomodulina), antitrombina III , proteína C.

Frente a la lesión endotelial se produce una vasoconstricción local en la que podemos distinguir : -una vasoconstricción provocada por las terminaciones nerviosas de la musculatura lisa de la pared de los vasos ,que modifica el flujo sanguíneo y estimula la adhesividad plaquetaria a la zona de la lesión y -una vasoconstricción secundaria que se produce por la liberación de sustancias vasoconstrictoras liberadas por las células endoteliales, angiotensina I y II y catecolaminas. La endotelina se encuentra normalmente en la musculatura lisa del subendotelio y su actividad es fundamentalmente la vasoconstricción local. Es 10 veces más potente que la angiotensina II. También las plaquetas adheridas secretan sustancias vasoactivas (adrenalina, serotonina, A2 tromboxano).

La pared vascular dispone de una serie de mecanismos antitrombóticos entre los que se destacan por su significación clínica los siguientes: síntesis de prostaciclina, presencia de proteoglicanos de membrana, sistema de captación de la proteína C y activación del sistema fibrinolítico. (Scazziota, 1994)

1.2.2.1.2- FACTOR PLAQUETARIO.

Las plaquetas son las células sanguíneas más pequeñas ; se producen por fragmentación simple del citoplasma de los megacariocitos en la médula ósea.

Cada uno de estos megacariocitos puede dar lugar a la formación de 2000 a 3000 plaquetas. Son células carentes de núcleo, que miden de 2 a 4 micras de diámetro aproximadamente , aunque su tamaño es variable en la sangre periférica. Su vida media es de 7 a 10 días y se encuentran en el torrente sanguíneo en un rango de concentración de 150000 a 400000/mm^3

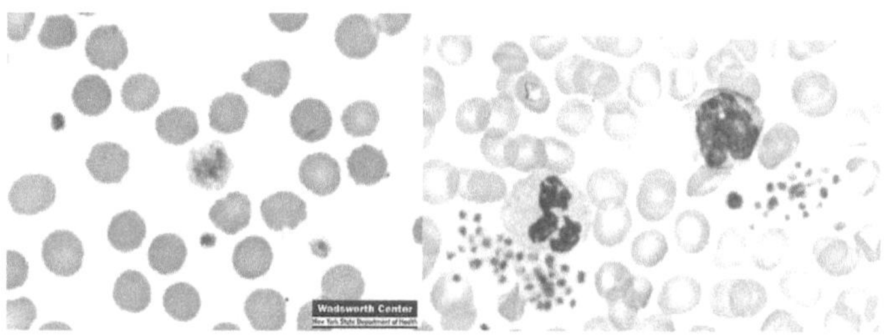

Figura 14. Plaquetas aisladas(izquierda) y acúmulos plaquetarios(derecha). Clinical Chemistry and Hematology. Wadsworth Center. New York State Department of Health.
www.wadsworth.org/chemheme/heme/ptevents.htm

En las plaquetas, la membrana plasmática es el principal organelo de relacionamiento con el medio circundante y cumple varias funciones: forma la pared plaquetaria contribuyendo a mantener la integridad celular, provee sitios receptores para distintos agonistas, es mediadora de la interacción plaquetaria y proporciona una superficie fosfolipídica necesaria para la activación del sistema plasmático de la coagulación.

La membrana presenta un elevado número de invaginaciones que aumentan el área de superficie de contacto intercelular durante el proceso de activación.

Está conformada por una doble capa fosfolipídica en la que las cabezas hidrofílicas están orientadas hacia el exterior de la membrana y las colas hidrofóbicas miran hacia el interior de la membrana. Los fosfolípidos pueden trasladarse lateralmente y translocarse hacia una cara u otra de la membrana, y es muy importante porque permite exponer determinados fosfolípidos que acelerarán el proceso de coagulación.

En la membrana existen glicoproteínas, muchas de las cuales son exclusivas de las plaquetas, y están relacionadas con los procesos de adhesión y agregación. También existen enzimas en la membrana que participan en el metabolismo del AMP cíclico que regula la disponibilidad de calcio iónico por parte de la célula. La Ca+ATPasa escinde ATP dando ADP + energía del enlace que se rompe y que se transforma en mecánica usada para la contracción. La ATPasa necesita calcio y usa calcio del sistema tubular denso .(cuanto más AMP cíclico más Ca+2 en sistema tubular denso y menos en el citoplasma.)

Hacia el interior de la célula está el sistema tubular denso al que se asocia el calcio , constituyendo un gran reservorio intracelular. En un nivel más interno de la célula hay una banda de microtúbulos que contribuye a mantener la forma discoide de la plaqueta. Cuando ésta se activa, los microtúbulos pierden su organización dando paso a la formación de estructuras proteicas citoplasmáticas. En el citoplasma plaquetario hay gránulos, que son organelos dentro de los cuales se distinguen los de glucógeno, peroxisomas , lisosomas, los alfa y los gránulos densos.

En condiciones basales las plaquetas circulan a través del árbol vascular sano, sin adherirse a él. Una de las hipótesis que se manejan para explicar esta no adherencia es el efecto de las cargas de membrana tanto en las plaquetas como en las células endoteliales, que al ser iguales evitarían su contacto. Se ha sugerido también que las cantidades de prostaciclina producida por la célula endotelial en forma continua inhibirían la capacidad de adherencia de las plaquetas.

Frente a estímulos apropiados , las plaquetas reaccionan con una serie de cambios que provocan inicialmente la adhesión al sitio de donde proviene la señal y luego la agregación formando un trombo que evita el sangrado. Cuando se activan las plaquetas por acción de colágeno, trombina, ADP (generado por hemólisis al producirse turbulencias) se libera calcio del sistema tubular denso. El Ca activa un mecanismo de fosfolipasa que lleva a la formación de ácido araquidónico y tromboxano. El ácido araquidónico libre puede transformarse en el <u>tromboxano A2</u> que es vasoconstrictor y agregante plaquetario, pues produce desgranulación, por acción de tromboxano sintetasa a nivel de plaquetas y en prostaciclina por acción de prostaciclin sintetasa a nivel del endotelio.

La activación plaquetaria tiene tres objetivos : obturar la lesión del vaso, permitir la liberación de moléculas que intervienen en la hemostasis, presentar superficies fosfolipídicas que servirán de soporte a la activación de diversas enzimas de la coagulación. (Osinaga, 1987)

1.2.2.1.3- COAGULACIÓN.

El mecanismo de activación de la coagulación es un proceso dinámico y complejo en el que se interrelacionan todos sus componentes y actúan en una secuencia ininterrumpida.

Este proceso puede considerarse básicamente en tres fases:
-formación del complejo protrombinasa o activador de la protrombina
-trombinoformación
-fibrinoformación.

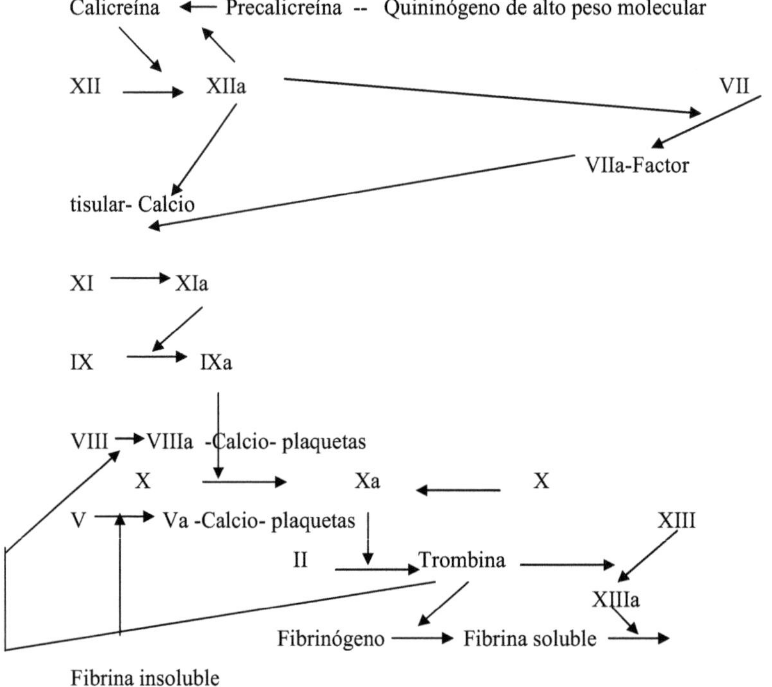

Figura 15. Cascada de la coagulación.

1.2.2.1.3.1-Formación del complejo protrombinasa o activador de la protrombina

La formación del complejo enzimático capaz de transformar la protrombina en trombina puede ocurrir por diferentes vías que clásicamente se esquematizan en la vía extrínseca o tisular y la vía intrínseca o plasmática. Ambas culminan con la activación proteolítica del factor X que es la proteasa del complejo.

En la vía intrínseca todos los factores necesarios están presentes en la sangre circulante y la reacción inicial es puesta en marcha por el contacto de la misma con superficies cargadas negativamente.

En la vía extrínseca no es un componente plasmático , sino fluido tisular que se mezcla con la sangre en situaciones de injuria, el que inicia el proceso.

Las dos vías , se cree, se disparan en forma simultánea e interrelacionada por lo que no podemos definir si una es fisiológicamente más importante que la otra.

Ambas parecen ser igualmente necesarias para asegurar una hemostasis normal y la falla en una de ellas no es reparada o sustituida por la otra. Esto se puede apreciar en casos concretos como por ejemplo en hemofílicos (deficientes en factor VIII o IX) que tienen un sistema extrínseco intacto y sin embargo muestran defectos importantes en su hemostasis. También ocurre que pacientes con deficiencia congénita de factor VII tienen una vía intrínseca intacta pero sufren de sangrados.

Los estudios más recientes muestran que estos dos sistemas de activación son en realidad mucho más complejos y están mucho más vinculados entre sí.

La vía intrínseca de la coagulación es puesta en marcha por el contacto de la sangre con superficies de carga negativa (factor de contacto)tales como : colágeno subendotelial, plaquetas activadas, ciertos ácidos grasos, complejos antígeno anticuerpo y endotoxinas entre otros.

Es crucial para el entendimiento del mecanismo de las reacciones de contacto la propiedad que tiene el factor XII de unirse firmemente a las superficies cargadas negativamente, lo que se hace a través de su extremo aminoterminal. Esta fijación induce un cambio conformacional y autoactivación en la molécula. De esta forma se aumenta su susceptibilidad al ataque proteolítico y activación por enzimas.

El factor XIIa tiene actividad proteolítica y uno de sus sustratos es el factor XI que al ser degradado se convierte en el factor XIa. En esta etapa intervienen los quininógenos de alto peso molecular y las precalicreínas, facilitando y acelerando la reacción.

Por poseer una región carboxiterminal muy rica en histidina , lisina y glicina los quininógenos de alto peso molecular presentan una carga positiva que les confiere la propiedad de unirse a superficies cargadas negativamente, transportando a precalicreínas y factor XI cerca del factor XII .

Para poder explicar la aparición de las primeras moléculas de factor XII a debemos aceptar que el factor XII nativo tiene una débil actividad enzimática propia responsable de la autoactivación. El factor XII , de cadena simple , por ruptura de un enlace

Arginina- Valina da lugar al alfa factor XIIa con dos cadenas unidas por puente disulfuro, que es efectivo en su unión a superficies con carga negativa, por la presencia de un sitio serina . Una posterior ruptura por fuera del puente disulfuro da lugar al beta factor XII a , que pierde gran parte del extremo que le permite unirse a superficies negativas, siendo poco efectivo en la activación del factor XI. El factorXIIa activa la precalicreína que se transforma en calicreína y activará más factor XII en una reacción que se amplifica varias veces y conduce a la formación de suficiente factor XII alfa , que podrá ejercer su acción proteolítica sobre el factor XI. El factor XI resultante o factor XIa activa al factor IX.en una reacción dependiente de calcio y potenciada por fosfolípidos.

Luego que la coagulación ha sido disparada , las primeras trazas de trombina formada exponen fosfolípidos cargados negativamente sobre las membranas plaquetarias.

El factor IX es uno de los factores vitamina K dependientes, y se une por medio de sus residuos de ácido gamacarboxiglutámico a fosfolípidos de membrana plaquetaria, utilizando calcio como puente. De esta manera el factor IX se vuelve mejor sustrato para el factor XIa, que primero se clivará dando el alfa factor IXa sin actividad coagulante y luego vuelve a clivarse dando la forma beta factor IXa , que es la forma activa, que actúa sobre su sustrato, el factor X, transformándolo en su forma activa que integrará el complejo protrombinasa. Dicha activación será potenciada si se encuentra asociado a sus cofactores: fosfolípidos, calcio y factor VIIIa. La velocidad de reacción se incrementa 200 veces tras la formación del complejo.

La activación del factor X se produce por ruptura de un enlace arginina- isoleucina y posterior ruptura de enlace arginina-glicina.

La vía extrínseca de la coagulación se inicia cuando la sangre entra en contacto con factor tisular. Este es un complejo lipoproteico integrado en la membrana de las células de algunos tejidos, especialmente células epiteliales y células adventicias que rodean la mayoría de venas y arterias.

El factor tisular es una proteína integral de membrana , lo que significa que permanecerá con la célula que lo sintetiza y su expresión es altamente específica del tipo celular. En la piel hay abundante expresión de factor tisular. En heridas superficiales de la piel hay probablemente un exceso de factor tisular activado presente que proviene de las células dañadas. Los monocitos parecen ser las únicas células sanguíneas capaces de sintetizar factor tisular. La exposición a estímulos tales como endotoxinas , interleukina 1 o trombina incrementan su capacidad de síntesis y expresión de factor tisular. Esto explicaría la hipercoagulabilidad clínica en varios desórdenes inflamatorios.

El factor tisular consiste de dos fracciones: una lipídica soluble en solventes orgánicos y una proteica insoluble. El factor tisular funciona como cofactor de factor VII en la activación calcio dependiente del factor X. El factor VII es el único zimógeno que desarrolla alguna actividad intrínseca en su forma nativa , y es posible que adquiera una débil acción coagulante tan pronto como se une al factor tisular , volviéndose mucho más activo luego de su degradación proteolítica. El complejo factor VII-factor tisular es un potente activador del factor X. Mientras la fracción proteica del factor tisular es la principal responsable de la unión de éste al factor VII, la fracción lipídica es la encargada de la unión del factor X al complejo factor tisular- factor VIIa. Aún en su forma no activada el factor VII puede lentamente activar la molécula de factor X unida a la superficie fosfolipídica. En presencia de factor Xa esta reacción procede mucho más rápìdamente pues el factor Xa cataliza la conversión del factor VII de una cadena a una forma más activa, el alfa factor VIIa de dos cadenas . Esta transformación resulta de la ruptura de un enlace peptídico simple. Cuando la concentración de factor Xa es muy alta produce otro clivaje en la molécula con liberación de una porción de su extremo carboxiterminal que contiene su sitio activo serina. Se forma entonces el beta factor VIIa que no tiene actividad promotora de la coagulación.

La activación del factor X por parte del complejo factor tisular – factor VII procede en la misma forma que la hecha por el complejo factor IX- factor VIII-fofolípidos-Calcio en la vía intrínseca. Este complejo también es capaz de activar al factor IX en las mismas condiciones que lo hace con respecto al X pero en forma más lenta.

1.2.2.1.3.2- Trombino -formación.

Los conceptos más actualizados de los mecanismos que desencadenan la coagulación enfatizan el rol fundamental de la trombina en la hemostasis.

El proceso de su formación puede ser descrito entonces , en dos etapas que se suceden continua y simultáneamente. En la fase inicial un mecanismo dispara parcialmente la coagulación y da lugar a las primeras trazas de trombina. Esto resulta en una importante retroalimentación positiva de la coagulación ya que esta trombina formada activará los cofactores proteicos V y VIII que van a potenciar la reacción enzimática con la formación de complejos.

El mecanismo de coagulación completo que lleva a una explosiva formación de trombina en los sitios exactos de la hemostasis puede ser sólo disparado cuando en la sangre están presentes factor Va-factor VIIIa y fosfolípidos procoagulantes.

También en la disponibilidad de fosfolípidos cargados negativamente interviene la trombina activando las plaquetas que liberan el contenido de sus gránulos invirtiendo los fosfolípidos de membrana . De esta manera las plaquetas agregadas son capaces de reorganizar sus membranas exponiendo sus fosfolípidos procoagulantes.

1.2.2.1.3.3- Fibrino – formación.

El evento final durante la coagulación es la transformación inducida por la trombina del fibrinógeno soluble en monómeros de fibrina que espontáneamente se polimerizan en una red insoluble de fibrina.

El factor XIIIa luego media la estabilización de la fibrina con una unión cruzada entre los monómeros. El fibrinógeno es un dímero que está constituido por dos subunidades idénticas que poseen tres pares de cadenas polipeptídicas llamadas alfa, beta y gama. Ambas subunidades se encuentran unidas entre sí por puentes disulfuro. El dominio central contiene los extremos aminoterminales de las seis cadenas y en los laterales se encuentran los dominios carboxiterminales unidos al central por cadenas enrolladas en alfa hélice. En los extremos aminoterminales de las cadenas alfa y beta se encuentran cuatro péptidos de bajo peso molecular. Estos fibrinopéptidos cargados negativamente son los que serán clivados por la trombina y son los responsables de la repulsión de las moléculas de fibrinógeno entre sí.

Por proteólisis sucesivas la trombina escinde una unión arginil- glicina , liberando los péptidos A de las cadenas alfa y posteriormente los B de las cadenas beta.

Una vez liberados los fibrinopéptidos el resto del fibrinógeno constituye el monómero de fibrina.

La liberación de los fibrinopéptidos ocasiona una redistribución de la densidad de carga eléctrica en la molécula que determina la unión de los monómeros entre sí formando polímeros.

Estos se agregan por medio de uniones tipo hidrógeno en las que el dominio central E se une al dominio terminal D de otro monómero.

Los monómeros se unen en forma terminoterminal y terminolateral yuxtaponiéndose y permitiendo el crecimiento de la fibra a lo largo y a lo ancho.

Al principio estas uniones electrostáticas son poco estables por lo que la fibrina formada es soluble en urea.

Los polímeros adquieren mayor cohesión y estabilidad al formarse nuevas uniones peptídicas entre cadenas de polímeros contiguos, dando lugar a la fibrina insoluble.

Esta uniones son favorecidas por la acción del factor XIII activado por la trombina y en presencia de calcio.

Resulta una fibrina menos sensible a la acción catalítica de la plasmina.(Castillo, 1994).

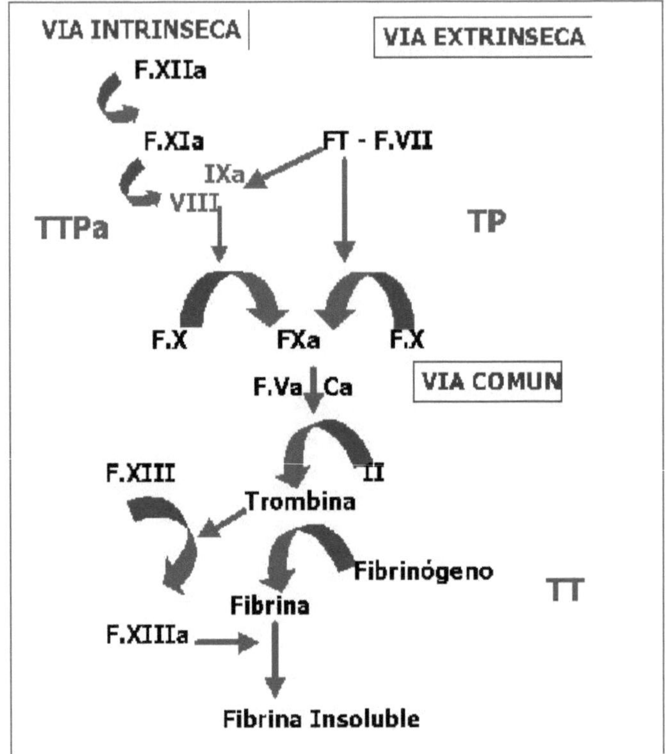

Figura 16. Formación del coágulo de fibrina.
Martínez C. Hemofilia. Ed Prado. México 2000(En Prensa)
Comité Mexicano de Hemostasis y Trombosis.
www.cmht.org/temas_hemofilia.html

1.2.2.1.4-FIBRINOLISIS.

La fibrinolisis es el mecanismo de protección fisiológico que realiza la lisis de la fibrina para mantener la permeabilidad vascular. Consiste en destruir la fibrina pero también participa en otros procesos tales como: inflamación , migración de macrófagos , metástasis, reparación de tejidos .

En la fibrinolisis intervienen proenzimas, enzimas e inhibidores que se ubican en distintas regiones del organismo: la sangre, el endotelio, epitelio y otros tejidos.

Los activadores e inhibidores regulan la conversión de la proenzima circulante, el plasminógeno, en la plasmina, potente enzima proteolítica capaz de degradar la fibrina permitiendo que el flujo sanguíneo se realice sin obstrucciones. La transformación del plasminógeno en plasmina se produce por la acción de activadores del plasminógeno: el activador tisular , liberado por las células endoteliales y el activador tipo uroquinasa.

La plasmina formada degrada la fibrina del coágulo liberando los productos de degradación del fibrinógeno y la fibrina.

El sistema fibrinolítico cuenta con un mecanismo de regulación propia a través de los inhibidores de la plasmina y de los activadores del plasminógeno que permite localizar la fibrinolisis a nivel del trombo evitando una lisis generalizada. Existe un equilibrio dinámico entre la activación de la coagulación y la fibrinolisis que puede ser alterado por defecto o por exceso resultando situaciones patológicas como la trombosis , la fibrinolisis generalizada o las coagulopatías.

El plasminógeno es una glicoproteína monocatenaria , de síntesis jhepática, que disminuye su nivel plasmático en estados sépticos y enfermedad hepática.

Se han identificado fenómenos trombóticos relacionados con alteraciones congénitas y déficits hereditarios de plasminógeno.

Las anomalías moleculares descritas resultan en una activación defectuosa de las plasmina. Pueden producirse tanto a nivel del centro activo como en el lugar de acción de los activadores del plasminógeno .El 20% del plasminógeno se encuentra libre en el plasma y el 80% forma complejos con proteínas, principalmente el fibrinógeno y la fibrina, por lo que la concentración relativa del plasminógeno en el trombo es superior a la del plasma. El 99% del plasminógeno circula como zimógeno inactivo bajo forma de glutámico-plasminógeno, es decir que contiene ácido glutámico en el extremo aminoterminal. La forma glutámico-plasminógeno es una estructura muy compacta que protege su sitio activo de la acción de los activadores.

La plasmina produce clivajes en el plasminógeno a nivel de diferentes uniones de las que resultan varias formas. Cuando el glutámico plasminógeno se une a la fibrina, ésta favorece la transformación a la forma lisina plasminógeno que se convierte más fácilmente en plasmina . En ausencia de fibrina el glutámico plasminógeno se convierte en glutámico plasmina y es rápidamente inhibida por la 2- antiplasmina. En presencia de fibrina la plasmina demora más en ser inhibida por la 2 antiplasmina, lo que sugiere que tendría lugar la siguiente secuencia:

Glutámico plasminógeno- lisina plasminógeno- lisina plasmina.

El plasminógeno puede ser convertido en plasmina por varios activadores. Por analogía con el sistema de la coagulación en el sistema fibrinolítico se distinguen dos vías:

Extrínseca: es la de mayor significación a nivel fisiológico, y está representada por el

t-PA (activador tisular del plasminógeno) que actúa sobre todo a nivel vascular, y la uroquinasa relacionada con la depuración de la fibrina tisular(inflamación , necrosis tisular).

Intrínseca: es la vía relacionada con la fase de contacto.(Gaffney, 1994)

1.2.2.2- ESTADO PROTROMBOTICO.

Como sabemos, no es lo mismo estado protrombótico que pretrombótico, la diferencia radica en que en el estado protrombótico existe riesgo de trombosis mientras que en el pretrombótico ya hay presencia de marcadores de activación hemostática que son alerta temprana de trombosis. Trombofilia, hipercoagulabilidad y estado protrombótico sí se utilizan como sinónimos.

Normalmente debe existir equilibrio entre factores a favor de la trombogénesis y aquellos a favor de la tromboresistencia. La disminución de inhibidores fisiológicos de la coagulación o el aumento de inhibidores fisiológicos de la fibrinolisis favorecerá el estado protrombótico.

Existen también inhibidores no fisiológicos sino adquiridos como los anticuerpos anticardiolipina que se les considera inespecíficos porque tienen acción sobre varias etapas de la coagulación y de la anticoagulación, primando clínicamente el efecto inhibitorio sobre la anticoagulación, por lo cual se genera un estado protrombótico.

Dentro de los conocidos factores de riesgo trombótico se estudia habitualmente inhibidores fisiológicos de la coagulación como proteínaS (PS), antitrombina III(ATIII), proteína C(PC), resistencia a la proteína C activada(RPCA), inhibidores fisiológicos de la fibrinolisis como inhibidor del activador de plasminógeno (PAI), y presencia de inhibidores no fisiológicos como anticuerpos anticardiolipina IgG e IgM,, y anticoagulante lúpico. (Kordich,1990)

1.2.2.3- FACTORES PROTROMBOTICOS. PRUEBAS DE LABORATORIO.

Antitrombina III es una glicoproteína de síntesis hepática y endotelial que inhibe factor IIa, Xa, IXa y XIa. Actúa como inhibidor fisiológico de la coagulación. Es una serpina o inhibidor suicida porque la inhibición incluye su propio clivaje proteolítico para luego unirse al factor que inhibirá(serinproteasa). La heparina acelera la inhibición de la trombina al menos 1000 veces. Los glicosaminoglicanos heparinosímiles del endotelio tendrían efecto similar siendo uno de los mecanismos de tromboresistencia del endotelio vascular.

La heparina también potencia la inhibición del factor Xa , para lo cual sólo se necesita una secuencia de pentasacáridos de alta afinidad para la ATIII , que es lo que constituye las heparinas de bajo peso molecular. En cambio la inhibición de la trombina por ATIII requiere una secuencia de polisacáridos adicional para unirse la trombina a la ATIII que representan la diferencia entre heparinas de alto y bajo peso molecular. Por eso las heparinas no fraccionadas actúan sobre trombina y las fraccionadas sobre FXa impidiendo la amplificación de los mecanismos de formación de trombina, por lo cual se usan en cantidades relativamente bajas.

Las deficiencias de ATIII pueden ser.: Deficiencia tipo 1(cuantitativa) en cuyo caso disminuye la concentración antigénica y por ende la funcionalidad .

Deficiencia tipo 2(cualitativa) en cuyo caso disminuye sólo la funcionalidad y la concentración antigénica permanece normal por verse afectado el sitio de unión a los factores que inhibe o el sitio de unión a la heparina.

La determinación de ATIII se realiza:

- por método amidolítico que permite el dosaje de la actividad de la PC incubando la muestra del plasma del paciente con heparina y trombina en exceso o FXa en exceso , formándose un complejo . Queda un excedente de trombina o de FXa que será tanto mayor cuanto menor sea la concentración de ATIII .Este exceso actúa sobre un sustrato cromogénico que tiene un péptido específicamente sensible a la acción proteolítica de la trombina o del factor Xa y una molécula de p-nitroanilina que adquiere color al ser separada del péptido por proteólisis. Cuanto menor ATIII más desarrollo de color habrá.

Se lee en base a una curva de calibración obtenida previamente a partir de un calibrador de valor conocido.

-por método inmunológico a) por inmunodifusión radial., o b) por inmunoelectroforesis en gel de agarosa que contiene antisuero antiATIII incorporado.

Proteína C Es una glicoproteína vitamina K dependiente cuya síntesis se realiza en hígado y en menor proporción en testículo. Actúa como inhibidor fisiológico de la coagulación. Se activa por la acción del complejo trombina trombomodulina. La trombomodulina es una lipoproteína de membrana endotelial. El calcio aumenta 100 veces la activación por el complejo. La proteína C activada forma un complejo con la proteína S y el factor V, que se une a la membrana fosfolipídica celular o plaquetaria e inhibe el factor VIIIa y el factor Va, por proteólisis en una reacción calcio dependiente. La proteína C activada incrementa la actividad fibrinolítica neutralizando el PAI 1. Puede haber déficit tipo 1 cuantitativo y tipo 2 cualitativo.

La determinación de PC puede realizarse:

-por método que permite el dosaje de la actividad de PC , el cual se realiza en dos etapas:

1-Activación específica de PC por acción del veneno de serpiente Agkistrodom Contortrix y 2-Medición de la actividad de PC por un método coagulable(se realiza aptt en un sistema con sustrato deficitario en PC) o amidolítico.

- por método inmunológico utilizando técnicas de ELISA o inmunoelectroforesis.

Resistencia a la proteína C activada A partir de 1993 Dahlback describió una alteración asociada con trombofilia familiar caracterizada por una mutación puntual en el gen que codifica para el factor V, como consecuencia de la cual se reemplaza arginina(Arg 506) por glutámico.

El factor V es un glicoproteína de 300 Kd, codificada por el gen F5 que se encuentra en el brazo largo del cromosoma 1(locus 1q23) y está compuesto por 25 exones. La mutación conocida como Leiden se produce por sustitución de G por A en el nucleótido 1691(G1691A), en el exón 10, lo que genera el reemplazo en el aminoácido 506 de la proteína , ya mencionado. Esta posición es uno de los sitios de clivado por PCa(proteína C activada) en el factor V normal. El cambio aminoacídico destruye el sitio natural de clivado y limita la degradación del factor V. Funcionalmente resulta en una resistencia a la PCa, por lo que se pierde el efecto anticoagulante del FV activado . El FV resultante pierde la capacidad de actuar como cofactor de la PC activada, por lo cual se habla de Resistencia a la proteína C activada. Los pacientes que tienen esta resistencia van a presentar un estado protrombótico, ya que el factor V anómalo no va a poder ser proteolizado normalmente por la Proteína C.

Para detectar la resistencia a la proteína C activada por técnica coagulométrica se incuba el plasma del paciente con cefalina activada por un tiempo dado. Luego se mide el tiempo de formación del coágulo luego de agregar cloruro de calcio en presencia y en ausencia de Proteína C activada. Se determina el cociente entre el primer y el segundo tiempo y se espera que en ausencia de resistencia a la Proteína C el cociente sea superior a 2.

Por medio de estudios de Biología Molecular usando la reacción de la polimerasa en cadena(PCR) para amplificar el fragmento de ADN que puede presentar la mutación, y enzimas de restricción adecuadas puede detectarse la presencia o ausencia de un cambio de base en el ADN. La enzima de restricción reconoce dos sitio de clivado en el fragmento amplificado de un individuo normal Cuando se amplifica un alelo que presenta la mutación desaparece un sitio de clivado y se mantiene el otro. En el patrón electroforético luego de la digestión con la enzima se verán diferentes bandas correspondientes a los diferentes fragmentos obtenidos según haya mutación o no.

Proteína S Es una glicoproteína vitamina K dependiente cuya síntesis se realiza en hígado, células endoteliales, megacariocitos y en las células de Leydig de los testículos humanos. Se considera que es un inhibidor fisiológico de la coagulación.

A diferencia de los factores vitamina K dependientes y de la PC también vitamina K dependiente, no es zimógeno de ninguna serinoproteasa. Actúa como cofactor de PC activada proteolizando factor Va y factor VIIIa. 60% circula unido a una proteína regulatoria del sistema de complemento C4BP(C4 binding protein) y el 40% restante circula libre. Como C4BP es reactante de fase aguda en caso de infección aumenta la PS unida y disminuye la libre que es la funcional como cofactor de PC activada lo cual podría predisponer a fenómenos trombóticos.

La deficiencia puede ser:

Deficiencia tipo 1(cuantitativa) en cuyo caso disminuye PS libre y total antigénica

Deficiencia tipo 2(cualitativa) en cuyo caso disminuye PS libre y es normal PS total.

Se puede determinar PS:

-por método coagulométrico , estudiando el tiempo de coagulación del plasma del paciente en un sistema constituido por plasma deficitario en PS, APC humana y FVa.

-por método inmunológico se puede hacer el dosaje de PS libre y total por medio de ELISA o inmunoelectroforesis. Se puede obtener la PS libre precipitando la PS unida con polietilenglicol y determinando la libre en el sobrenadante.

Inhibidor del activador de plasminógeno PAI es un inhibidor de la fibrinolisis, ya que el activador de plasminógeno activa al plasminógeno dando lugar a plasmina que es la responsable de la fibrinolisis. Dicho inhibidor inhibirá la formación de plasmina y su aumento tendrá efecto protrombótico. Actúan como serpinas. Inmunológicamente se pueden distinguir varios tipos:

PAI 1, PAI2, PAI3 y PAI4 .

PAI1 es sintetizado por células endoteliales, hepatocitos, y células musculares lisas.

Las plaquetas contienen alta concentración de PAI que liberan al activarse. Inhibe al activador tisular de plasminógeno(tPA) y al activador de plasminógeno tipo uroquinasa de dos cadenas (tcuPA), existiendo como para el t-PA variaciones circadianas, presentándose relación inversa entre ambos parámetros a lo largo del día.

En plasma se halla complejeado con la vitronectina(glicoproteína de origen hepático presente también en megacariocitos, gránulos plaquetarios y macrófagos) que actuaría de carrier en la forma activa. También puede circular en forma inactiva. La vitronectina permitiría concentrar el PAI 1 en la superficie de varios tejidos y reducir la actividad del t-PA.

PAI2 ha sido aislado de tejido placentario y forma complejos con quininógenos de alto y bajo peso molecular. Inhibe el t-PA y activador de plasminógeno tipo uroquinasa de una sola cadena (scu-PA). Su concentración es muy baja en plasma aumentando hacia el tercer trimestre de embarazo.

PAI3 se expresa en las membranas celulares. No circula en plasma. Inhibe al activador de plasminógeno tipo uroquinasa (u-PA) y PC dependiendo de la heparina. Proteasa nexina presente en miocardio y células epiteliales renales se expresa en la superficie de las células que la sintetizan. Inhibe t-PA y u-PA y trombina en presencia de heparina.

PAI es reactante de fase aguda, por lo cual aumenta en procesos inflamatorios. El PAI se puede determinar por:

-método amidolítico que permite la valoración funcional, que consiste en añadir un exceso de t-PA a la muestra problema , el cual será neutralizado en parte por el PAI 1 de la misma. El t-PA residual transformará el plasminógeno en plasmina, en presencia de fibrina soluble y la plasmina liberará el cromógeno del sustrato específico. El desarrollo de color será inversamente proporcional a la concentración de PAI.

-método inmunológico, por ELISA.(Kordich, 1990)

Fibrinógeno. El fibrinógeno es una glicoproteína de peso molecular 340000Dalton y vida media 72 a 120 horas. Es sintetizada a nivel de los microsomas del hepatocito , se libera a la fracción soluble de la célula y luego es secretada. Se ha postulado que existen lugares extrahepáticos de síntesis , ya que su concentración en el plasma no se ha visto descendida en pacientes hepatectomizados.Es importante reactante de fase aguda. Interviene en la hemostasis primaria, secundaria y en la reología.

En la hemostasis primaria pues con la activación plaquetaria consecuencia de la nteracción con el subendotelio, ocurren modificaciones de la membrana plaquetaria, cambios morfológicos y bioquímicos , cambiando la conformación molecular del complejo glicoproteína IIbIIIa (GPIIbIIIa), exponiéndose sitios de unión al fibrinógeno y trombospondina, formando enlaces y agregación irreversible entre las plaquetas.

En la hemostasis secundaria por su papel en la formación y lisis del coágulo de fibrina. En la reología variando el flujo sanguíneo y viscosidad.

El fibrinógeno es una proteína que obra como la alfa2 magroglobulina como puente intercelular entre los hematíes, pudiendo dar agregaciones eritrocitarias, secundarias a inflamación o isquemia o primarios como ocurre en la diabetes. Es considerado un factor de riesgo independiente de trombosis coronaria.

La interrelación entre fibrinógeno y enfermedad cardiovascular puede ser reflejo de cierto grado de inflamación integrado a la aterogénesis, o ser generado por disfunción endotelial, fenómenos que también se dan en la diabetes.

En procesos inflamatorios se activan los monocitos y células musculares lisas que producen la interleukina 6 la cual es uno de los estimulantes principales de la producción hepática de fibrinógeno. La disfunción endotelial dará lugar a citoquinas que causan aumento de la producción hepática de fibrinógeno. Si el fibrinógeno está aumentado puede dar lugar a trombofilia adquirida de tipo hemostática o reológica aumentando la viscosidad sanguínea por constituir uno de los integrantes mayores de la viscosidad plasmática y eventualmente poder promover la agregación eritrocitaria a nivel de la microcirculación. O sea que la hiperfibrinogenemia puede promover un estado trombótico adquirido mixto, de tipo hemostático y reológico, pudiendo dar lugar a coronariopatía isquémica por hiperviscosidad, activación plaquetaria y depósito de fibrina.

De haber alteración cualitativa de la molécula por disfibrinogenemia congénita, puede haber trombofilia por polimerización anómala de los monómeros de fibrina en la fibrinoformación, que den lugar a resistencia a la proteólisis por la plasmina de la fibrina . (Alvarez , Stefanski, 1998)

Homocisteína. La homocisteína es producto del metabolismo intermediario para la producción de cisteína; se forma por demetilación de metionina y se elimina por remetilación y transulfuración, ambas reacciones dependientes de vitamina B12 y B6, además contiene un grupo tiol que le permite reaccionar con moléculas biológicamente importantes. La hiperhomocisteinemia es un factor de riesgo para enfermedad vascular, está relacionada con la secreción de insulina, especialmente en pacientes diabéticos y es potencialmente modificable con sustitución vitamínica. No se ha demostrado el mecanismo preciso para el daño vascular que origina; sin embargo, la exposición de células endoteliales, aun a concentraciones mínimas de homocisteína, disminuye la respuesta de vasodilatación endotelial, produce una cascada inflamatoria y aumenta la expresión de receptores para los productos finales de la glucosilación, estas reacciones pueden alterar la función de enzimas, receptores, factores de crecimiento y proteínas estructurales. (Hernández y col.2001)

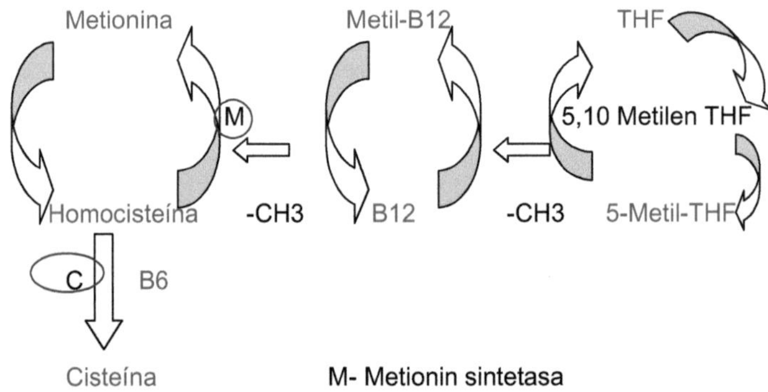

Figura 17. Metabolización de la homocisteína.

El consumo inadecuado de ácido fólico y en menor grado de las vitaminas B_6 y B_{12} aumenta los valores en plasma de la homocisteína. La conversión de homocisteína a metionina requiere de la presencia de ácido metilfólico como donante de grupos metilo y de la vitamina B_{12} como cofactor. La falta de cualquiera de estos compuestos puede facilitar el desarrollo de enfermedades cardiovasculares, por producir aumento de homocisteína.

La presencia del polimorfismo puntual que involucra el cambio de citosina por timina en la posición 677(C677T) en el exón 4 del gen que codifica la enzima metilentetrahidrofolatoreductasa que cataliza la reacción de formación de metiltetrahidrofólico a partir de metilentetrahidrofólico, produce una versión termolábil de la enzima que presenta menor actividad, influyendo en los niveles séricos de homocisteína.Este polimorfismo se puede estudiar por Biología Molecular amplificando un fragmento del gen por reacción en cadena de la polimerasa sobre el que se detecta la presencia o ausencia de un cambio de base mediante digestión con una enzima de restricción. La enzima de restricción reconoce dos sitios de corte en un individuo mutado y sólo uno en un individuo normal.

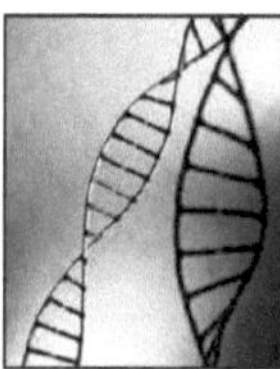

Figura 18. ADN

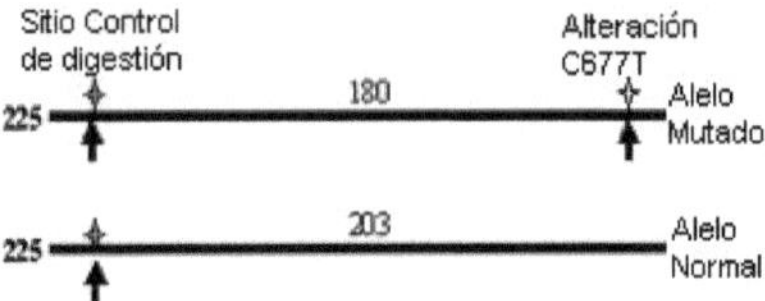

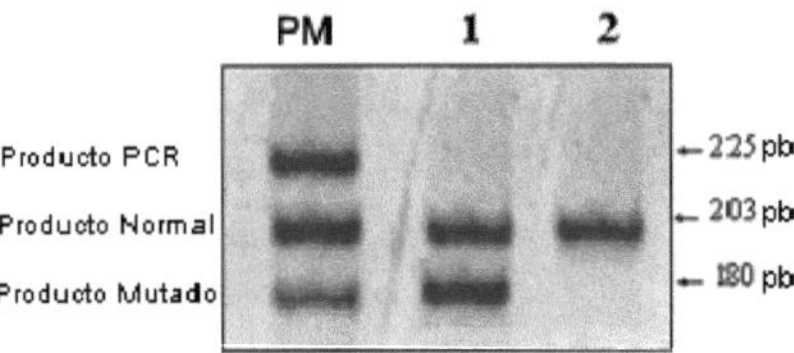

Figura 19. Estudio de Polimorfismos según longitud de fragmentos de ADN obtenidos por acción de enzimas de restricción. (Inserto del reactivo de Atgen).

La hiperhomocisteinemia es un factor de riesgo independiente de aterosclerosis, enfermedad coronaria y tromboembolismo venoso. Las concentraciones de homocisteína dependen de una serie de reacciones metabólicas intracelulares en las cuales el folato (forma natural de ácido fólico) actúa como un sustrato y la vitamina B_{12} sirve como coenzima.

La hiperhomocisteinemia severa es rara, pero formas leves y moderadas de exceso de homocisteína en sangre ocurren en aproximadamente 5 a 7% de la población general. La hiperhomocisteinemia se encuentra en hasta el 40% de los individuos con enfermedad cerebrovascular, coronaria, o enfermedad vascular periférica.

La homocisteína se oxida rápidamente por un mecanismo de autooxidación para formar homocistina, y otros productos. Durante la oxidación del grupo sulfidrilo se generan los radicales libres superóxido O_{2-} y peróxido de hidrógeno H_2O_2 que son tóxicos para la célula por el daño que producen sobre las biomoléculas, particularmente las cadenas de ácidos grasos poliinsaturados de las membranas celulares.

La homocisteína convierte al endotelio normal que es antitrombótico en una variedad protrombótica a través de los siguientes mecanismos de la coagulación:

-aumento de la actividad del factor V y del factor XII

-reducción de la activación de la proteína C

-inhibición de la expresión de trombomodulina

-inducción de la expresión del factor tisular

- disminución de la combinación del activador tisular del plasminógeno con su receptor en la célula endotelial.

El óxido nítrico (NO) producido por la NO sintasa endotelial de las células endoteliales antagoniza todas estas acciones. Sin embargo, cuando los niveles de homocisteína están elevados, la producción excesiva de O_2 reduce las reservas de NO debido a la interacción entre el NO y el O_2, dando lugar a la formación de peroxinitrito. Esta reacción química entre NO y O_2 es más rápida que la reacción entre el O_2 y la superóxido dismutasa, que es la enzima natural que en la célula es capaz de captar O_2. Como resultado de la interacción NO y O_2, no solamente se reduce la disponibilidad de NO sino que además el peroxinitrito formado es una molécula altamente tóxica. Se considera que este es el mecanismo principal de la disfunción endotelial y el primer paso que conduce a la trombogénesis y la formación de la placa aterosclerótica. Además, la homocisteína afecta el metabolismo de la glutatión peroxidasa (GPX), otra importante enzima antioxidante, contribuyendo a la toxicidad vascular.

El ácido fólico tiene como efecto la regeneración de la tetrahidrobiopterina. El folato y su forma sintética (ácido fólico) mejoran la función endotelial a través de mecanismos completamente independientes de la capacidad de reducción de los niveles de homocisteína en sangre. La administración oral de ácido fólico mejora a las 2 horas la dilatación dependiente del flujo, la cual es regulada por el endotelio, mientras que los niveles de homocisteína en el plasma recién comienzan a descender a las 4 horas Esto señala claramente que la mejoría de la función endotelial expresada en la dilatación vascular con aumento del flujo, no se correlaciona con el descenso de la homocisteína producida por el ácido fólico. (Doshi, 2002) . Más aún, el malondialdehido y otros marcadores plasmáticos de lipoperoxidación y estrés oxidativo, no se modifican luego de la suplementación con ácido fólico.

La formación de ˙NO depende en forma crítica de la disponibilidad de tetrahidrobiopterina. Esta proteína es un cofactor de la enzima que acelera la conversión de L-arginina a L-citrulina y ˙NO. La administración oral de tetrahidrobiopterina se ve limitada porque permanece activa solamente en su forma reducida que es inestable. Se ha demostrado que el ácido fólico regenera en las células a la tetrahidrobiopterina, supliendo de esta manera la necesidad de administrarla por vía oral. Este quizás sea el mecanismo más importante mediante el cual el ácido fólico aumenta la biodisponibilidad del NO.

El ácido fólico está implicado en el síndrome de resistencia a la insulina. La insulina estimula la síntesis de tetrahidrobiopterina a través de la activación de la enzima GTP ciclorohidrolasa I, acción que se encuentra afectada en los estados resistentes a la insulina como obesidad, hipertensión, y diabetes tipo II. Estas condiciones están asociadas con un aumento de la producción de O_{2-} , la cual puede resultar en un aumento de oxidación de la tetrahidrobiopterina. La inestabilidad de la tetrahidrobiopterina inducida por niveles elevados de glucosa en sangre es bloqueada por el ácido ascórbico o vitamina C. La capacidad del ácido fólico y la tetrahidrobiopterina para actuar entre sí, aumentando la producción de NO, podría tener beneficio terapéutico en la prevención y tratamiento del síndrome de resistencia a la insulina, la hipertensión, la enfermedad coronaria y la aterosclerosis.

La homocisteína se puede determinar por enzimoinmunoanálisis .

1.2.3. Relación entre diabetes y coagulación.

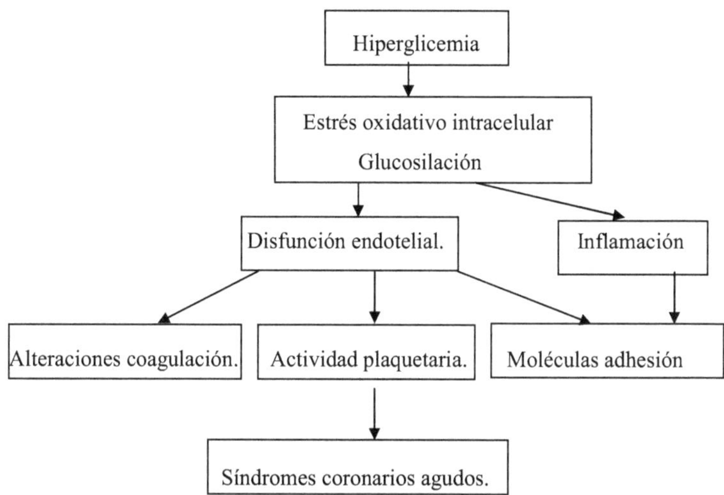

Figura 20. Relación entre hiperglicemia y síndromes coronarios agudos.

Sambolo A. Papel de los Factores de Riesgo en la trombogenicidad sanguínea y los síndromes coronarios agudos. Rev.Esp.Cardiol.2003; 56: 1001-1009

www.hemodinamia del sur.com.ar/.../journal_0.17.asp

Un mecanismo que vincula la hiperglucemia y las complicaciones vasculares de la diabetes es la glucosilación no enzimática de proteínas ,o glicación, que incluye las lipoproteínas circulantes. Así se favorecerá la lesión endotelial porque se unirán dichas proteínas a la célula endotelial dañando su superficie. Esa lesión endotelial dará lugar a activación plaquetaria, lo que produce secreción de factor de crecimiento derivado de las plaquetas. Incrementa el potencial aterógeno de LDL al glucosilarse . (Ginsberg, 1991)

Todos estos procesos pueden dar lugar a la formación de una placa aterosclerótica debido a la proliferación de las células de músculo liso de la íntima y su migración. Las células endoteliales , las células de músculo liso y los macrófagos de la pared arterial pueden oxidar LDL. Las

LDL oxidadas y VLDL activan los factoires X, XII y VII aumentando la generación de trombina., pues los fosfolípidos transportados en lipoproteínas activan el FVII en presencia de factor tisular.

El factor tisular, complejo lipoproteico integrado en la membrana de las células epiteliales y células adventicias de venas y arterias, es sintetizado por monocitos, actuando como cofactor de FVII en la actividad del FX. Acelera e incrementa la acción de FVII a, especialmente en presencia de fosfolípidos.

El FTPI inhibidor de factor tisular es inhibidor tipo Kunitz, o sea de especificidad dual (Ovalle , 1995) pues inhibe FXa y el complejo FVIIa- FT, producido por el endotelio y membrana plaquetaria . El FX a se une a FTPI y el complejo FTPI-FXa se une a FVIIa-FT. Es un protector natural del endotelio. La heparina induce su liberación. . Circula unido a LDL oxidado , por lo cual si aumenta LDL , el inhibidor se une a LDL y no se uniría a Xactivado y disminuye su efecto inhibitorio

HDL aumenta la inhibición del FVa por la PC activada y su cofactor la PS, por lo cual si está disminuido no se da este efecto.

(Turczyn ,Skoczynska , 2002)

La lipoproteína a (Lp $_{a}$) da lugar a hipofibrinolisis , pues compite con la fibrina en la unión a la plasmina, lo que favorece la trombosis. Induce el desarrollo y proliferación de células musculares lisas dando lesión aterosclerótica.

Estas anomalías descritas de lípidos constituyen la llamada dislipidemia diabética que se caracteriza por un aumento de los triglicéridos, que incluye triglicéridos de lipoproteínas de muy baja densidad(VLDL) , reducción del colesterol de lipoproteínas de alta densidad(HDL) y aumento moderado , o concentraciones normales, de colesterol de lipoproteínas de baja densidad(LDL). (Cuchel , 2002)

Las plaquetas están estrechamente relacionadas con el endotelio y la hipercoagulabilidad observada en pacientes diabéticos, que es ocasionada por una hiperactividad plaquetaria en el sitio del daño endotelial, pudiendo inducir la microembolización capilar por formación de microagregados y actuar junto con un incremento de la disponibilidad de los precursores trombóticos, reducción de los inhibidores de la coagulación y disminución de la fibrinólisis. (González y col., 2001)

Esta microembolización puede ser el signo inicial en el desarrollo de la aterosclerosis. La secreción por parte de las plaquetas activadas de sustancias mitogénicas, oxidativas o vasoconstrictoras, en respuesta al daño endotelial, acelera y amplifica la progresión de las lesiones ateroscleróticas. Los trastornos trombóticos agudos en la circulación arterial son también predominantemente desencadenados por las plaquetas.

Por lo general, los cambios que apuntan hacia el aumento del potencial trombótico del diabético han sido encontrados a todos los niveles relacionados con la función de las plaquetas:

- Amplificación de la unión agonista-receptor.
- Anomalías en el metabolismo del ácido araquidónico que se manifiesta como incremento en la formación del tromboxano A2 y la prostaglandina E.
- Disminución de la producción de prostaciclina por el endotelio vascular.
- Aumento del contenido de los gránulos alfa. (fibrinógeno, trombospondina, fibronectina, albúmina, elastasa, PDGF, factor plaquetario 4, FVW, PAI, ATIII, alfa-2-antiplasmina)
- Aumento del volumen plaquetario.

- Incremento del número de receptores de las glicoproteínas GPIb y GPIIb/IIIa.
- Acortamiento del tiempo de supervivencia plaquetaria, lo que refleja trastornos intrínsecos de la función del trombocito como consecuencia de microtrombosis asociada con la enfermedad vascular aterosclerótica.

Todo lo señalado anteriormente representa las alteraciones constitutivas de las plaquetas, que contribuyen a un incremento en la respuesta funcional de estas en pacientes con diabetes mellitus.

El incremento en la expresión de la glicoproteína GPIb y la GPIIb/IIIa en las plaquetas de pacientes con diabetes mellitus, podría considerarse como una alteración molecular que implica un comportamiento funcional plaquetario amplificado, ya que ambas GPs actúan como receptores específicos para las proteínas citoadhesivas en el proceso de adhesión y agregación. (fibrinógeno y factor Von Willebrand). El daño endotelial y cambios en el flujo sanguíneo favorecen la activación plaquetaria.

Algunos estudios sobre agregación plaquetaria inducida con distintos agonistas: adenosín difosfato (ADP), trombina colágeno y fibrinógeno a diferentes concentraciones de glicemia, han permitido demostrar que a mayores concentraciones de glucosa corresponde mayor incremento de la agregación plaquetaria. Sin embargo, otros demostraron que la agregación plaquetaria en respuesta a agonistas fuertes como la trombina no se correlaciona con hiperglicemia, como es el caso del ADP, que es un agonista débil, lo que podría indicar que las señales de trasducción intraplaquetarias están afectadas en la diabetes mellitus.

La liberación o expulsión al medio del contenido granular se da en tres etapas:

Inducción, o interacción entre inductor y membrana.

Transmisión de sustancias transmisoras de la membrana al sistema contráctil.

Expulsión o movimiento relativo de membrana y gránulos hasta fundirse y vaciar el contenido granular.

Tanto las plaquetas como los eritrocitos, son células permeables a la glucosa, por lo que las proteínas plaquetarias son más susceptibles a la glicosilación no enzimática, igualmente sucede con la calmodulina que regula la acción enzimática de la miosinasinasa y la óxido-nitro-sintetesa.

Por otra parte, la hiperagregación plaquetaria se detecta más fácilmente a medida que el paciente envejece y desarrolla la aterosclerosis, ya que la presencia de ateromas crea condiciones locales que aumentan la agregación plaquetaria asociada con la edad.

La presencia de hipercolesterolemia y ácidos grasos incrementa la agregación plaquetaria.

Se plantea que el tamaño del trombocito puede poner en alerta indicando su cambio una predicción para un aumento en el riesgo de procesos coronarios agudos. El aumento del volumen plaquetario se corresponde con un aumento en el contenido de proteínas plaquetarias específicas como el factor 4 plaquetario (F4P).

Posiblemente, los resultados en la liberación de plaquetas con propiedades funcionales aumentadas se traducirían en un aumento de la masa trombótica periférica.

Existen numerosos estudios que demuestran el incremento de los niveles de agregados plaquetarios circulantes y proteínas específicas de la plaqueta como indicadores de activación in vivo. Se ha reportado recientemente un incremento del F4P y la b tromboglobulina en pacientes con diabetes mellitus .

Después de la activación, las plaquetas pasan por una compleja cascada molecular de procesamiento celular. En las etapas más tempranas, concomitantemente con la polimerización de las proteínas citoesqueléticas, aparecen los cambios de la antigenicidad exterior de la membrana, debido a una exposición a epitopes subcelulares, los que no son detectables en el estado de reposo. Esta fase es la llamada transformación trombótica, y tiene lugar antes de la interacción de una plaqueta con otras plaquetas o células. Con el uso de anticuerpos monoclonales, es posible detectar esos antígenos activación-dependientes con el empleo de técnicas de citometría de flujo. Por ejemplo se puede estudiar los antígenos CD62,

CD63 y trombospondina, que permite conocer si cada trombocito está activado o no. Los resultados se expresan como el porcentaje de plaquetas activadas dentro de una muestra individual. Con esta técnica se ha demostrado directamente la presencia de fracciones de CD62+/CD63+ elevadas en plaquetas activadas circulantes en pacientes con diabetes mellitus. Existe un mayor incremento en la fracción de plaquetas activadas, cuando las lesiones vasculares se detectan clínicamente. El aumento de poblaciones CD62+ parece ser de particular interés en la patogénesis de las lesiones vasculares, así como de GmP140 sería un marcador de activación plaquetaria , ya que es una glicoproteina o selectina citoadhesiva de los gránulos alfa de las plaquetas que actúa como receptor específico para neutrófilos y monocitos, los cuales ayudan en la respuesta plaquetaria. La tecnología computarizada para la citometría de flujo, permite investigar si la activación está relacionada con cualquier subpoblación particular de plaquetas de diferentes tamaños.

Existe un evidente incremento en los marcadores de activación vistos según el volumen de la plaqueta, pero este aumento se hace mayor en las plaquetas provenientes de personas con diabetes mellitus, de lo cual se concluye que en esta enfermedad las plaquetas grandes circulan en estado de activación.

En resumen:

La enfermedad vascular y sus complicaciones aún representan la principal causa de muerte en pacientes con diabetes mellitus. La neuropatía, nefropatía y retinopatía pueden ser el resultado de una microcirculación capilar reducida, que lleva a una perfusión tisular defectuosa. La microangiopatía induce a acelerar la enfermedad arterial periférica, cerebral y coronaria. (Marcucci, Bertini, 2001)

También se observa un aumento de los eventos trombóticos fatales, que se suman a las lesiones vasculares ya señaladas. De ahí que la morbimortalidad en la diabetes mellitus depende principalmente de las complicaciones vasculares. Un flujo sanguíneo normal es un requisito para una adecuada perfusión de los órganos y es la resultante de los componentes plasmáticos, los elementos sanguíneos corpusculares, la arquitectura vascular y la interacción sin trastornos de estos componentes al nivel de la interfase endotelial.

La resistencia funcional a la trombosis de la capa endotelial está reducida en la diabetes mellitus. Al mismo tiempo, el aumento de la generación intravascular de trombina, la reducción del potencial fibrinolítico y la hiperactividad de las plaquetas, inducen al estado pretrombótico. Esta diátesis trombótica aumenta el peligro permanente de una oclusión aguda del flujo sanguíneo.

En lo que respecta a la génesis de la enfermedad vascular, la hiperhomocisteinemia juega un rol importante en la misma, por su efecto sobre el endotelio . La mutación C677T MTHFR disminuye la actividad de la enzima codificada por el gen, por lo cual disminuye la producción de metiltetrahidrofólico a partir de metilentetrahidrofólico, reacción catalizada por dicha enzima. El metiltetrahidrofólico es necesario para la metabolización de homocisteína a metionina. Por ello si se presenta la mutación puede producirse aumento de homocisteína , con los efectos mencionados como consecuencia de daño endotelial.

2-TRABAJOS REALIZADOS

Resumen

La diabetes mellitus está asociada a disturbios en la hemostasis que pueden contribuir al desarrollo de enfermedad vascular diabética. El objetivo de este trabajo, fue estudiar en Uruguay, algunos aspectos de la hemostasis en una población diabética y compararla con una población de referencia normal., relacionando las alteraciones con las complicaciones clínicas , con el grado de control de la enfermedad y con la terapia empleada. Se trabajó con 100 pacientes diabéticos tipo 2, de ambos sexos (49 mujeres y 51 hombres), con edades comprendidas entre 42 y 79 años, y una población control representada por 130 individuos aparentemente sanos (73 mujeres y 57 hombres) cuyas edades oscilaron entre 37 y 78 años , los que fueron tomados como referencia. Se realizaron las determinaciones de tiempo de protrombina (TP), fibrinógeno (Fib), tiempo de tromboplastina parcial activado(APTT), tiempo de trombina(TT), proteína C (PC), proteína S (PS), antitrombina III (ATIII), inhibidor del activador de plasminógeno (PAI), agregación plaquetaria con ADP, y Hemoglobina glicadada. El TP , Fib, APTT y TT se realizaron por nefelometría, la PC , AT III y PAI se midieron cromogénicamente y la PS se determinó por coagulométría. La agregación plaquetaria se midió en base a variaciones en la transmisión de luz y la Hemoglobina glicada por enzimoinmunoanálisis con micropartículas. Se encontró que los inhibidores fisiológicos de la coagulación PS y AT III, son significativamente menores en la población diabética , en tanto que los factores procoagulantes Fib y PAI, son significativamente mayores, comparados con la población de referencia. De los hallazgos precedentes se confirma una tendencia a un desbalance hemostático que contribuiría al estado protrombótico que acompaña a un alto porcentaje de la población diabética.

Se encontró que en aquellos pacientes con complicaciones vasculares, la antitrombina III (AT III) está disminuida y el fibrinógeno (Fib) está aumentado, en forma estadísticamente significativa respecto a la población diabética sin complicaciones.

En la población diabética de Uruguay estudiada se encontró asociación entre la disminución de ATIII y el grado de control de la enfermedad, no encontrándose asociación para los otros parámetros estudiados .
Comparando los tratamientos recibidos se encontró que el menor porcentaje de pacientes en estado protrombótico está entre los que reciben ácido acetil salicílico(AAS).
Estudiando la mutación C677T en el gen que codifica para la metilentetrahidrofolatoreductasa, se encontró que la frecuencia para el alelo mutado fue mayor en diabéticos con cardiopatía isquémica que en diabéticos con complicaciones vasculares en general.

Palabras claves: Diabetes* estado protrombótico* hipercoagulabilidad* enfermedad vascular*.

Summary

Diabetes mellitus is associated with disturbances in hemostasis, which may contribute to the development of diabetic vascular disease. Haemostasis tests were performed and results obtained for diabetic patients were compared to similar healthy population, searching for the relationship between the alterations and the clinic complications, the illness control and therapy employed. Diabetic patients were 100, with ages between 42 and 79 years, 49 females and 51 males. Reference population were 130 healthy individuals between 37 and 78 years , 73 females and 57 males. Prothrombin time (TP), fibrinogen(Fib), partial activated thromboplastine time(APTT), thrombine time(TT), protein C (PC), protein S (PS), antithrombin III (ATIII) , plasminogen activator inhibitor (PAI), Platelet aggregation with ADP and glicated hemoglobin(HbA1c) . TP Fib, APTT and TT were determined nephelometrically, PC , AT III y PAI were measured cromogenically and PS was determined by coagulometry. Platelet aggregation was measured according to the variations in light transmition., and HbA1c was determined by enzymeinmuneanalysis.

Coagulation physiological inhibitors outcomes such as PS and AT III, showed significantly lower levels in diabetic patient than in healthy person, and at the time, Fib which is procoagulant factor, as well as fibrinolysis physiological inhibitors (activator of plasminogen inhibitor)) have significantly higher concentrations in diabetic patient than in healthy person. This findings permit to assess that an impaired hemostatic balance is present in diabetic population , being one of the principal causes of the hypercoagulability that accompany a high percent of these patients.

Diabetic patients with vascular complications presented lower levels of antithrombine III (AT III) and higher levels of fibrinogen (Fib), than diabetic patients without complications.

Diabetic patients studied in Uruguai showed association between ATIII level and the illness control but no association was founded for the other analytes .

Those diabetic patients treated with Acetyl Salicylic Acid showed less alterations of the parameters studied.

C677T mthfr mutation was studied , finding that the frequency of the muted allele was higher for diabetic patients with ischemic cardiopathy than for those with other vascular complications.

INTRODUCCIÓN

Es conocida la existencia de complicaciones vasculares en pacientes diabéticos . Existen diversas hipótesis que pretenden explicar esta situación siendo la de la glucosilación no enzimática (glicación) de las proteínas la que más se adecúa, por brindar la explicación mejor fundada a los cambios procoagulantes en la superficie de las células endoteliales.

Esta primer etapa de glicación se potenciaría con los procesos oxidativos, acompañándose de una mayor permeabilidad endotelial , deplección de óxido nítrico , e incremento de la secreción de factor de crecimiento derivado de plaquetas

Estos estados protrombóticos pueden verse favorecidos por la disminución de inhibidores fisiológicos de la coagulación , el aumento de inhibidores fisiológicos de la fibrinolisis, o por aumento de los factores de la coagulación .

Cuando se evalúa el riesgo trombótico se estudian habitualmente los inhibidores fisiológicos de la coagulación como: a) PS, b) ATIII c) PC; los inhibidores fisiológicos de la fibrinolisis como: d) PAI ; los factores de la coagulación, algunos de los cuales pueden valorarse globalmente por medio de: e) TP , f) APTT g) TT o individualmente, como h) Fib, que está directamente implicado como precursor en la formación del coágulo de fibrina y i) Agregación plaquetaria.

2.1-OBJETIVO DE LOS TRABAJOS REALIZADOS

Objetivo general

Estudiar en una población diabética de Uruguay las alteraciones de la hemostasis y su relación con las complicaciones clínicas , con la terapia empleada y con el grado de control de la enfermedad.

Objetivos específicos

- Valorar la repercusión de la diabetes en los mecanismos de coagulación y fibrinolisis a través de parámetros de laboratorio habitualmente empleados para valorar este aspecto, midiendo: 1) la actividad global de los factores de la coagulación con TP, APTT, TT e individualmente Fib, 2) los inhibidores fisiológicos de la coagulación como: PC, PS y ATIII, y 3) inhibidor de la fibrinolisis como PAI, considerando la relación entre la alteración de estos analitos y las complicaciones clínicas de los pacientes.
  Estudiar la influencia del sexo en los valores determinados en la población diabética y en la población normal.

- Estudiar la existencia o no de asociación entre las alteraciones encontradas y el parámetro de control de diabetes : hemoglobina glicada HbA_{1C}, en pacientes diabéticos.

- Evaluar el estado de hipercoagulabilidad según las diferentes terapias empleadas en la población diabética.

- Estudiar la prevalencia de la mutación C677T MTHFR en una población diabética que padece enfermedad vascular, discriminando según presente cardiopatía isquémica o no.

2.1.1- Experimento 1

(Presentado en el Segundo Congreso Uruguayo de Bioquímica Clínica en 1999 " Alteraciones de la coagulación en diabetes." Autores A.Lena, S.Raymondo.)

El objetivo de este trabajo es: valorar la repercusión de la diabetes en los mecanismos de coagulación y fibrinolisis a través de parámetros de laboratorio habitualmente empleados para valorar este aspecto, midiendo: 1) la actividad global de los factores de la coagulación con TP, APTT, TT e individualmente Fib, 2) los inhibidores fisiológicos de la coagulación como: PC, PS y ATIII, y 3) inhibidor de la fibrinolisis como PAI, considerando la relación entre estos analitos y las complicaciones clínicas de los pacientes.

MATERIALES Y MÉTODOS

Población

Se trabajó con una población de pacientes diabéticos tipo 2, provenientes de la policlínica de Endocrinología constituída por 49 mujeres ($P_{50:}$ 63a; $P_{2,5}$- $P_{97,5}$: 42 - 72 a) y 51 hombres ($P_{50:}$ 60a; $P_{2,5}$ - $P_{97,5}$: 45 -77 a.) (algunos de los cuales están en tratamiento con dieta, hipoglicemiantes orales y/o antiagregantes plaquetarios., padeciendo muchos de ellos micro y/o macroangiopatía.)

También se realizaron estas determinaciones en una población control constituída por 130 personas aparentemente sanas que asistieron al laboratorio a realizarse exámenes para la obtención de certificado de salud o por control , constituída por 73 mujeres ($P_{50:}$ 57a; $P_{2,5}$ - $P_{97,5}$: 40 - 75 a.) y 57 hombres ($P_{50:}$ 62a; $P_{2,5}$- $P_{97,5}$: 42 -77 a.)

Se excluyeron de la población de referencia aquellas personas que tuvieran antecedentes familiares de diabetes, y se eligieron de forma tal que tuvieran edades similares a las de la población diabética en estudio.
Se tuvieron en cuenta aquellos procedimientos que garantizan los aspectos éticos en investigación , según la Organización Panamericana de la Salud.

Muestra

Las muestras para realizar TP, Fib, APTT, TT, PC, PS, ATIII y PAI eran de plasma citratado, proveniente de sangre venosa, extraída a primeras horas de la mañana, con un mínimo de cuatro horas de ayuno.

El plasma citratado se obtuvo centrifugando a 3000 rpm durante 5 minutos, sangre recién extraída sobre citrato de sodio 3,8 g/ dL en proporción sangre/ anticoagulante de 9/1. Las muestras obtenidas con extracción dificultosa fueron descartadas para evitar activación de los factores procoagulantes.

Métodos

TP, Fib, PS, PC y ATIII fueron calibrados utilizando un plasma calibrador (Instrumentation Laboratory,IL) y el PAI, con un plasma calibrador contenido en el mismo kit diagnóstico (Coatest PAI Chromogenix)

Se determinaron TP y Fib empleando Test PT-Fibrinógeno HS PLUS/ ACL (Instrumentation Laboratory ,IL) por nefelometría midiendo la dispersión de luz de la muestra de plasma , antes, durante y después de la formación del coágulo,. El incremento de intensidad óptica al principio del coágulo está relacionado con el TP y el delta final de intensidad óptica estabilizada se relaciona con la concentración de fibrina y por tanto fibrinógeno. (CV_{TP}: 5% n=100; CV_{Fib} : 8% n=100) Se utilizó una tromboplastina cálcica de alta sensibilidad, que consistía en un extracto liofilizado de cerebro de conejo con una concentración óptima de iones de Calcio.

El APTT se determinó con reactivos APTT Activated Partial Thromboplastin Time(Instrumentation Laboratory, IL) midiendo la dispersión de luz de la muestra de plasma , antes y después de la formación del coágulo el cual fue obtenido luego del agregado del reactivo y del cloruro de calcio. (CV_{APTT} :5% n=100).El reactivo es un extracto de fosfolípido de cerebro de conejo en una solución de sílica con conservadores.

El TT se midió con reactivos Tiempo de Trombina (Instrumentation Laboratory, IL) midiendo la dispersión de luz de la muestra de plasma , antes y después de la formación del coágulo el cual se obtendrá luego del agregado del reactivo (CV_{TT} :6% n= 100). El reactivo era Trombina bovina purificada.

La PC se midió cromogénicamente con reactivos Proteína C Chromogenix / equipo Biosystem . La PC fue activada durante un período dado en presencia de un exceso de activador (fracción purificada de veneno de serpiente Agkistrodon contortrix) .Luego se evaluó a través de la velocidad de hidrólisis de un sustrato cromogénico específico la concentración en PC, la que fue directamente proporcional a la cantidad de sustrato hidrolizado durante el tiempo de medición. (CV_{PC} 6%; n=60)

La PS se determinó empleando Coagulation IL Test Protein S/ ACL (Instrumentation Laboratory ,IL), y midiendo el tiempo de coagulación en un sistema que incluyó tromboplastina bovina , PC activada y calcio (Ca). La PC activada fue generada in vitro por activación de plasma deficiente en proteína S con veneno de serpiente Agkistrodom contortrix. (CV_{PS} 8%; n=60),

La ATIII se determinó cromogénicamente, con reactivo IL Test Antithrombin III/ ACL (Instrumentation Laboratory ,IL), incubando la muestra con un exceso de trombina en presencia de heparina y luego midiendo la actividad residual de trombina usando un sustrato cromogénico sintético. El color desarrollado fue inversamente proporcional a la concentración de antitrombina III. (CV_{ATIII} 5%; n=60)

El PAI se midió cromogénicamente con reactivos Coatest PAI Chromogenix/ colorímetro Biosystem. agregando un exceso de activador tisular de plasminógeno a plasma del paciente convirtiéndose una parte en un complejo inactivo con el inhibidor de activador de plasminógeno presente en el plasma. El activador residual activó plasminógeno a plasmina que se midió cromogénicamente , siendo el desarrollo de color inversamente proporcional al inhibidor de activador de plasminógeno presente en el plasma. (CV_{PAI} 9%; n=40),

Como las variables de interés consideradas en el presente estudio no tenían una distribución normal, los métodos estadísticos empleados fueron no paramétricos. (Test de Kruskal Wallis)

Se determinó si había diferencia significativa entre los valores obtenidos para los distintos analitos estudiados en la población diabética y la de referencia y a su vez entre los valores obtenidos para los distintos analitos en los pacientes diabéticos en presencia y ausencia de microangiopatía o macroangopiopatía.

RESULTADOS

Los resultados obtenidos están en el anexo 1 y anexo 2.

Los inhibidores fisiológicos de la coagulación PS , ATIII y TP%, fueron significativamente menores desde el punto de vista estadístico en la población diabética que en la de referencia y el factor procoagulante Fib así como el inhibidor fisiológico de la fibrinolisis, PAI fueron significativamente mayores. La PC, APTT y TT no presentan una diferencia estadísticamente significativa. (Tablas I, II y III.) (Gráficos 1 a 8)

Un 22% de los pacientes presentaba complicaciones macroangiopáticas y 28% microangiopatías. El inhibidor fisiológico de la coagulación AT III está disminuido en forma estadísticamente significativa en los pacientes diabéticos que presentan microangiopatías o macroangiopatías. Tablas (IV y V). El factor procoagulante Fib se encontró aumentado en forma estadísticamente significativa en los pacientes diabéticos que presentaron microangipatía (Tabla IV).

TABLA I. Experimento 1

Medidas de tendencia central y de dispersión en población diabética

ESTUDIO	MODA			P_{50}			$P_{2,5}$			$P_{97,5}$		
	PTPD (*)	♀	♂	PTPD	♀	♂	PTPD	♀	♂	PTPD	♀	♂
TP (%)	100	100	98	95	96	90	78	78	77	110	117	109
Fib (g/L)	3.80	3.50	3.70	3.60	3.50	3.70	2.65	2.52	2.80	4.85	4.78	4.95
APTT(seg)	30	29	30	30	29	30	25	25	25	37	37	37
TT(seg)	14	14	14	15	14	15	14	14	14	17	17	17
PC (%)	100	100	87	98	98	96	79	78	80	120	120	120
PS (%)	96	85	86	86	88	86	55	58	51	120	120	118
ATIII (%)	100	100	75	87	88	87	65	65	67	118	120	106
PAI (U/mL)	15	15	12	12	13	12	4	3	4	22	22	22

(*) PTPD: Población Total de Pacientes Diabéticos

n =100 pacientes diabéticos de ambos sexos

49 sexo femenino (♀) ($P_{50:}$ 63a; $P_{2,5}$- $P_{97,5}$: 42 - 72 a)

51 sexo masculino(♂) ($P_{50:}$ 60a; $P_{2,5}$ - $P_{97,5}$: 45 -77 a.)

TABLA II. Experimento 1

Medidas de tendencia central y de dispersión en la población de referencia												
ESTUDIO	**MODA**			**P_{50}**			**$P_{2,5}$**			**$P_{97,5}$**		
	PTR (*)	♀	♂	PTR	♀	♂	PTR	♀	♂	PTR	♀	♂
TP (%)	100	100	100	100	100	98	75	76	75	118	118	113
Fib (g/L)	2.85	2.85	2.00	3.00	3.19	2.67	2.00	2.12	2.00	4.83	4.63	5.30
APTT(seg)	30	30	31	30	29	31	25	25	25	37	36	37
TT(seg)	14	14	14	15	15	15	14	14	14	18	18	17
PC (%)	100	98	100	98	98	100	79	79	82	120	120	123
PS (%)	100	90	98	98	98	98	62	62	68	130	131	130
ATIII (%)	100	90	100	98	98	99	78	79	78	117	116	119
PAI (U/mL)	5	1	3	7	7	6	1	1	1	12	12	12

(*) PTR : Población Total de Referencia. n = 130

73 sexo femenino (♀) (P_{50}: 57a; $P_{2,5}$: 40a ; $P_{97,5}$: 75 a.)

57 sexo masculino (♂)($P_{50:}$ 62a; $P_{2,5}$: 42a ; $P_{97,5}$: 77 a.).

TABLA III. Experimento 1

Medidas de tendencia central en la población diabética y en la población de referencia									
Resultados	n	TP (%)	Fib (g/L)	aptt (seg)	tt (seg)	PC (%)	PS (%)	ATIII (seg)	PAI (U/mL)
P_{50} PTPD	100	95	3.60	30	15	98	86	87	12
P_{50} PTR	130	100	3.00	30	15	98	98	98	7
Kruskal Wallis		S (*)	S	NoS (**)	NoS	No S	S	S	S
(*) S-significativa (**)No S- No significativo									

TABLA IV. Experimento 1

Medidas de tendencia central en la población diabética con microangiopatía y sin microangipatía									
Resultados	n	TP (%)	Fib (g/L)	APTT (seg)	TT (seg)	PC (%)	PS (%)	ATIII (%)	PAI (U/mL)
P_{50} PTPDm	28	92	4.00	30	15	96	85	78	15
P_{50} PTPDsm	72	95	3.50	30	15	98	89	90	12
Kruskal Wallis		No S (**)	S (*)	No S	No S	No S	No S	S	No S
(*) S-significativa (**) No S- No significativo									

PTPDm: Población Total de Pacientes Diabéticos con microangiopatía n= 28

PTPDsm: Población Total de Pacientes Diabéticos sin microangiopatía n= 72

TABLA V. Experimento 1

Medidas de tendencia central en la población diabética con macroangiopatía y sin macroangiopatía									
Resultados	**n**	**TP (%)**	**Fib (g/L)**	**APTT (seg)**	**TT (seg)**	**PC (%)**	**PS (%)**	**ATIII (%)**	**PAI (U/mL)**
P_{50} PTPDM	22	92	3.75	30	15	97	86	80	15
P_{50} PTPDsM	78	95	3.55	30	15	98	86	88	12
Kruskal Wallis		No S (**)	No S	No S	No S	No S	No S	S (*)	No S
(*) S-significativa (**)No S- No significativo									

PTPDM: Población Total de Pacientes Diabéticos con macroangiopatía n= 22

PTPDsM: Población Total de Pacientes Diabéticos sin macroangiopatía n= 78

DISCUSIÓN Y CONCLUSIONES

De la presente investigación se ha podido constatar para nuestras condiciones de trabajo y para la población estudiada que los inhibidores fisiológicos de la coagulación P S y AT III, son significativamente menores en la población diabética que en la de referencia y que el factor procoagulante Fib así como el inhibidor fisiológico de la fibrinolisis, PAI determinado en este experimento , son significativamente mayores, por lo que se confirma la tendencia al estado protrombótico en los pacientes diabéticos. Esto concuerda con lo encontrado por otros autores, que sostienen que el balance hemostático en diabetes puede causar hipercoagulabilidad y contribuir al incremento de la mortalidad por enfermedad cardiovascular.(Vinik y col., 2003) (Morishita y col., 1996)

En relación al TP %, los datos obtenidos muestran una disminución estadísticamente significativa ,con respecto a la población de referencia.. La bibliografía ha descrito aumento en el TP %, concomitantemente con un aumento significativo del fibrinógeno en pacientes diabéticos, especialmente en aquellos que cursan la enfermedad desde hace mayor cantidad de tiempo y que presentaron posteriormente complicaciones crónicas. (Acang y col., 1993) Se piensa que pueda influir en los resultados obtenidos para TP el hecho de que la población diabética estudiada está en muchos casos medicada con hipoglicemiantes orales. Estos reducen la glicemia revirtiendo efectos tales como el aumento de lipoproteínas de baja densidad (LDL)que resulta de la glicosilación de lipoproteínas. (Cuchel y col., 2002), dado que el inhibidor de la vía del factor tisular circula unido a LDL , si disminuye LDL aumenta el inhibidor libre que es el activo, por lo que la inhibición de la vía del factor tisular podría explicar la disminución del TP%. Otra posible explicación es que la medicación ya sea hipoglicemiante o normolipemiante utilizada en muchos pacientes puede afectar el hígado , órgano de síntesis de factores de la coagulación .

Se encontró que tanto la actividad coagulante como la fibrinolítica varían en forma significativa estadísticamente en la población diabética comparada con la población de referencia sana .

El descenso del TP% en población diabética respecto a la de referencia, si bien es estadísticamente significativo , no lo es del punto de vista clínico. En cambio , en lo que respecta a ATIII, dado que cuando se produce un evento trombótico hay consumo de la misma de aproximadamente un 30 % de su valor, tiene mayor repercusión el hecho de partir de valores cercanos al límite inferior de normalidad como sucede en los pacientes diabéticos, pues frente a un episodio trombótico descendería aún más.

En el caso del presente trabajo, el inhibidor fisiológico de la coagulación AT III está disminuido y el factor procoagulante Fib está aumentado en forma estadísticamente significativa en los pacientes diabéticos que presentan microangiopatías o macroangiopatías, respecto a la población diabética sin angiopatía.

Según el trabajo UKPDS el control de la glicemia a través de la hemoglobina glicada reduce las posibilidades de complicaciones en los pacientes diabéticos , y a su vez veremos que la ATIII disminuida está asociada al aumento de la Hemoglobina glicada, por lo cual es lógico pensar que en pacientes diabéticos con complicaciones exista una disminución de ATIII.

Algunos autores han demostrado que las alteraciones del sector fibrinolítico tienen asociación con la presencia de angiopatía, afección muy frecuente en la diabetes (Udvardy y col., 1994) .

2.1.2- Experimento 2

OBJETIVO:

Estudiar la influencia del sexo en los valores de TP, Fib, APTT , TT , PC, PS, ATIII, PAI, Glicemia(Gli), hemoglobina glicada A1(HbA1) y hemoglobina glicada A1C (HbA1C), en una población diabética.

Estudiar la influencia del sexo en los valores de TP, Fib, APTT, TT, PC, PS, ATIII y PAI, en una población normal.

MATERIALES Y MÉTODOS

Se trabaja con:

Plasma citratado pobre en plaquetas ,de 100 pacientes con diabetes tipo 2 , con edades comprendidas entre 42 y 77 años , 49 mujeres y 51 hombres, para las pruebas de coagulación.

Sangre total heparinizada de la población diabética, para determinar HbA1 y HbA1C de la población diabética.

Suero de la población diabética para determinar glicemia (Gli) inmediatamente separado.

Plasma citratado pobre en plaquetas, de 130 pacientes supuestamente sanos, con edades comprendidas entre 40 y 77 años, 73 mujeres y 57 hombres..

Se utilizó:

Equipo coagulómetro ACL 3000, para las determinaciones de TP, Fib, APTT , TT, PS (coagulométricamente) y ATIII (cromogénicamente).

Equipo espectrofotómetro Biosystem, para las determinaciones de PC y PAI, cromogénicamente.

Equipo IMX ,para las determinaciones de HbA1C por enzimoinmunoanálisis con micropartículas.(MEIA).(CV_{HbA1C} 6% n=60)

Equipo Hitachi para la determinación de glicemia por método de glucosa oxidasa.

Se utiliza el test de Kruskal Wallis para estudiar si las diferencias son significativas entre sexo femenino y masculino.

RESULTADOS

POBLACIÓN DIABÉTICA :

TABLA I. Experimento2

Medidas de tendencia central en población diabética				
ESTUDIO	P_{50}			
	PTPD	♀	♂	Kruskal Wallis
TP (%)	95	96	90	S (*)
Fib (g/L)	3.60	3.50	3.70	NoS (**)
APTT(seg)	30	29	30	NoS (**)
TT(seg)	15	14	15	NoS (**)
PC (%)	98	98	96	NoS (**)
PS (%)	86	88	86	NoS (**)
ATIII (%)	87	88	87	NoS (**)
PAI (U/mL)	12	13	12	NoS (**)
HbA1 (%)	7.6	7.5	7.6	NoS (**)
HbA1C(%)	6.2	6.1	6.2	NoS (**)

PTPD: Población Total de Pacientes Diabéticos
n =100 pacientes diabéticos de ambos sexos
49 sexo femenino (♀) ($P_{50:}$ 63a; $P_{2,5}$- $P_{97,5}$: 42 - 72 a)
51 sexo masculino(♂) ($P_{50:}$ 60a; $P_{2,5}$ - $P_{97,5}$: 45 -77 a.)

(*) S-significativa (**) No S- No significativo

POBLACIÓN DE REFERENCIA:

TABLA II. Experimento2

Medidas de tendencia central en la población de referencia				
ESTUDIO	P_{50}			
	PTR	♀	♂	Kruskal Wallis
TP (%)	100	100	98	NoS (**)
Fib (g/L)	3.00	3.19	2.67	S (*)
APTT(seg)	30	29	31	NoS (**)
TT (seg)	15	15	15	NoS (**)
PC (%)	98	98	100	NoS (**)
PS (%)	98	98	98	NoS (**)
ATIII (%)	98	98	99	NoS (**)
PAI (U/mL)	7	7	6	NoS (**)
PTR : Población Total de Referencia. n = 130 73 sexo femenino (♀) (P_{50}: 57a; $P_{2,5}$: 40a ; $P_{97,5}$: 75 a.) 57 sexo masculino (♂)($P_{50:}$ 62a; $P_{2,5}$: 42a ; $P_{97,5}$: 77 a.).				

(*) S-significativa (**) No S- No significativo

CONCLUSIONES

El TP es significativamente mayor en la población diabética femenina que en la masculina. El resto de los analitos no presenta diferencia significativa entre ambos sexos.

El Fib es significativamente mayor en la población de referencia femenina que en la masculina. El resto de los analitos no presenta diferencia significativa entre ambos sexos.

DISCUSIÓN

Según la bibliografía el factor VII aumenta con la edad y más en mujeres que en hombres siendo más significativo en mujeres posmenopáusicas. (Rouvier J 1994) Esto contribuye a que el TP% sea mayor en mujeres que en hombres.

Muchas de las mujeres de nuestro estudio pueden estar en período posmenopáusico en el cual aumentan los factores de la coagulación como el factor VII y el fibrinógeno y aumenta la viscosidad sanguínea.(Scarabin y col., 1993)

En nuestro trabajo se ha visto que el TP% es mayor en mujeres que en hombres tanto en la población de referencia como en la diabética, pero se acentúa la diferencia, volviéndose estadísticamente significativa, en diabéticos. Dado que tanto en mujeres como en hombres diabéticos disminuye el TP% con respecto a la población de referencia, se plantea la hipótesis de que la causa de esa disminución tenga menos efecto en mujeres que en hombres, y que por eso aunque disminuya en ambos sexos el TP%, se acentúe la diferencia entre hombre y mujer siendo siempre mayor en las mujeres.

Las causas posibles de esa disminución de TP% en nuestra población diabética podrían explicarse por :

-Disminución de LDL que es capaz de unirse al inhibidor de la vía del factor tisular , aumentando la presencia de este inhibidor libre para unirse a factor X activado y así inhibir al factor VII . LDL puede disminuir como consecuencia del tratamiento , incluyendo ejercicio físico.

-Efecto de la medicación normolipemiante e hipoglicemiante sobre el hígado , lugar de síntesis de los factores de la coagulación y sobre el intestino donde puede afectar la absorción de vitamina K y por tanto disminuir la activación de los factores vitamina K dependiente que llevaría a disminución de TP%.(Cáceres ,Pérez, 1998)

Respecto al fibrinógeno según la bibliografía se tienen valores mayores en mujeres que en hombres de edad similar.(Lee, 1990) Muchas de las mujeres de nuestro estudio estarían en período posmenopáusico y perimenopáusico en el cual la disminución de estrógenos parece incrementar el riesgo de aterotrombosis, pues incide en el metabolismo lipídico y en los factores de la coagulación y de la fibrinolisis.(Pérez, Ramos, 2002)

Se sabe que en la perimenopausia y posmenopausia aumenta LDL y disminuye HDL (Wing, 1991), se ve un aumento en la aceleración de la generación de trombina y en su acción sobre el fibrinógeno , y de la producción de PAI que era inhibido por los estrógenos por lo cual la fibrinolisis está disminuida. (Estellés, 1999) Por lo tanto en estas pacientes se da un aumento del fibrinógeno con respecto a población masculina de edad similar.

En la población diabética se presentan otros factores debidos a hiperglicemia que generan disfunción endotelial y proliferación de células de músculo liso, con lo cual se origina un cuadro inflamatorio que da lugar a aumento de citoquinas que favorecen la producción hepática de fibrinógeno. Este fenómeno se da tanto en hombres como en mujeres . La diferencia en el fibrinógeno de la población diabética entre ambos sexos será no sólo estadísticamente no significativa sino que en las mujeres se observan tendencias de que el fibrinógeno sería menor que los hombres.

Pensamos que la dieta y tratamiento medicamentoso que se indica a las pacientes diabéticas ayuda también a diminuir las causas del aumento de fibrinógeno de las mujeres en general respecto a los hombres y por tanto estas pacientes resultan doblemente beneficiadas.

2.1.3- Experimento 3

OBJETIVO:

Valorar la repercusión de la diabetes en los mecanismos de coagulación a través de parámetros de laboratorio TP y Fib comparando la población diabética con la de referencia del mismo sexo.

MATERIALES Y MÉTODOS

Se trabaja con:

Población diabética.(PD)

Plasma citratado pobre en plaquetas ,de 100 pacientes con diabetes tipo II, con edades comprendidas entre 42 y 77 años , 49 mujeres y 51 hombres..

Población de referencia. (PR)

Plasma citratado pobre en plaquetas, de 130 pacientes supuestamente sanos, con edades comprendidas entre 40 y 77 años, 73 mujeres y 57 hombres , tomados como referencia.

Se utilizó:

Equipo coagulómetro ACL 3000, para las determinaciones de TP, Fib, (coagulométricamente).

Se utiliza el test de Kruskal Wallis para estudiar si las diferencias entre la población diabética y la población normal son significativas.

RESULTADOS

TABLA I. Experimento3

Medidas de tendencia central y de dispersión en población diabética femenina				
ESTUDIO	MODA	P_{50}	$P_{2,5}$	$P_{97,5}$
	PTPD(*)♀	PTPD(*)♀	PTPD(*)♀	PTPD(*)♀
TP (%)	100	96	78	117
Fib (g/L)	3.50	3.50	2.52	4.78

(*) PTPD♀: Población Total de Pacientes Diabéticas sexo femenino: n =49
(P_{50}: 63a; $P_{2,5}$- $P_{97,5}$: 42 - 72 a)

TABLA II. Experimento3

Medidas de tendencia central y de dispersión en la población de referencia femenina				
ESTUDIO	MODA	P_{50}	$P_{2,}$	$P_{97,5}$
	PTR(*)♀	PTR(*)♀	PTR('	PTR(*)♀
TP (%)	100	100	76	118
Fib (g/L)	2.85	3.19	2.1:	4.63

(*) PTR♀. : Población Total de Referencia femenina. n = 73
(P_{50}: 57a; $P_{2,5}$: 40a ; $P_{97,5}$: 75 a.)

TABLA III. Experimento3

Medidas de tendencia central en la población diabética y en la población de referencia femenina			
Resultados	n	TP(%)	Fib(g/L)
P_{50} PTPD♀	49	96	3.50
P_{50} PTR♀	73	100	3.19
Kruskal Wallis		S(*)	S

(*) S-significativa

TABLA IV. Experimento3

Medidas de tendencia central y de dispersión en población diabética masculina.				
ESTUDIO	MODA	P_{50}	$P_{2,5}$	$P_{97,5}$
	PTPD(*)♂	PTPD(*)♂	PTPD (*)♂	PTPD (*)♂
TP (%)♂	98	90	77	109
Fib (g/L) ♂	3.70	3.70	2.80	4.95

(*) PTPD ♂: Población Total de Pacientes Diabéticos sexo masculino(♂) n = 51 ($P_{50:}$ 60a; $P_{2,5}$ - $P_{97,5}$: 45 -77 a.)

TABLA V. Experimento3

Medidas de tendencia central y de dispersión en la población de referencia masculina				
ESTUDIO	MODA	P_{50}	$P_{2,5}$	$P_{97,5}$
	PTR (*)♂	PTR (*)♂	PTR ('	PTR (*)♂
TP (%)	100	98	75	113
Fib (g/L)	2.00	2.67	2.0(	5.30

(*) PTR♂ : Población Total de Referencia. sexo masculino n = 57
($P_{50:}$ 62a; $P_{2,5}$: 42a ; $P_{97,5}$: 77 a.).

TABLA VI. Experimento3

Medidas de tendencia central en la población diabética y en la población de referencia masculina			
Resultados	n	TP(%)	Fib(g/L)
P_{50} PTPD ♂	51	90	3.70
P_{50} PTR ♂	57	98	2.67
Kruskal Wallis		S(*)	S

(*) S-significativa

CONCLUSIONES

El TP es significativamente menor y el Fib es significativamente mayor en las mujeres diabéticas que en las de referencia y en los hombres diabéticos que en los de referencia.

O sea que la influencia del sexo en estos analitos , no varía el comportamiento descripto en el trabajo 1, cuando se comparó a diabéticos con no diabéticos, sin discriminación por sexo.

2.1.4- Experimento 4

(Presentado en el Congreso de Patología Clínica en 2000 "Asociación entre alteraciones de la coagulación en diabetes y un parámetro de control de la enfermedad." Autores A.Lena, S.Raymondo.)

OBJETIVO:

Estudiar la existencia o no de asociación entre las alteraciones encontradas en los analitos en los cuales se encontró diferencia significativa entre la población diabética y la normal y el parámetro de control de diabetes : hemoglobina glicada HbA_{1C}, en pacientes diabéticos.

MATERIALES Y MÉTODOS

Se trabaja con:

Población diabética.(PD)

Plasma citratado pobre en plaquetas ,de 100 pacientes con diabetes tipo II, con edades comprendidas entre 42 y 77años , 49 mujeres y 51 hombres, para las pruebas de coagulación .

Sangre total heparinizada de la población diabética, para determinar HbA_1 y HbA_{1C} de la población diabética.

Se utilizó:

Equipo coagulómetro ACL 3000, para las determinaciones de TP, Fib, PS (coagulométricamente) y ATIII (cromogénicamente).

Equipo espectrofotómetro Biosystem, para las determinaciones de PAI, cromogénicamente.

Equipo IMX ,para las determinaciones de HbA_{1C} por enzimoinmunoanálisis con micropartículas.(MEIA).

Se utiliza el test de Chi cuadrado para saber si existe asociación entre los diferentes analitos y el parámetro de control de diabetes HbA_{1C}.

Para ello se utilizan las medianas para dicotomizar los valores:

TP(<95%, ≥95%), Fib(<360mg/dL, ≥360mg/dL), PS(<86%, ≥86%), ATIII(<87%, ≥87%), PAI(<12UA/mL, ≥12UA/mL).

RESULTADOS

POBLACIÓN DIABÉTICA :

TABLA I. Experimento 4

Medidas de tendencia central y de dispersión en población diabética

ESTUDIO	MODA			P_{50}			$P_{2,5}$			$P_{97,5}$		
	PTPD (*)	♀	♂	PTPD	♀	♂	PTPD	♀	♂	PTPD	♀	♂
TP (%)	100	100	98	95	96	90	78	78	77	110	117	109
Fib (g/L)	3.80	3.50	3.70	3.60	3.50	3.70	2.65	2.52	2.80	4.85	4.78	4.95
PS (%)	96	85	86	86	88	86	55	58	51	120	120	118
ATIII (%)	100	100	75	87	88	87	65	65	67	118	120	106
PAI (UA/mL)	15	15	12	12	13	12	4	3	4	22	22	22
HbA_1 (%)	7.6	6.9	7.6	7.6	7.5	7.6	5.8	5.5	6.1	10.8	10.7	10.6
HbA_{1C} (%)	5.8	5.7	6.2	6.2	6.1	6.2	4.9	4.8	5.1	8.6	8.5	8.3

(*) PTPD: Población Total de Pacientes Diabéticos
n =100 pacientes diabéticos de ambos sexos
49 sexo femenino (♀) (P_{50}: 63a; $P_{2,5}$- $P_{97,5}$: 42 - 72 a)
51 sexo masculino(♂) (P_{50}: 60a; $P_{2,5}$ - $P_{97,5}$: 45 -77 a.)

Cálculos

	TP ≥ 95%	TP<95%	Total
HbA1c < 6,2%	23	25	48
HbA1c ≥ 6,2%	29	23	52
Total	52	48	100

X^2 =0.62 0.62 <2.7 (valor crítico para $X^2_{0.10}$)

	Fib≥ 3,60g/L	Fib<3,60g/L	Total
HbA1c < 6,2%	22	26	48
HbA1c ≥ 6,2%	32	20	52
Total	54	46	100

X^2 =2.48 2.48 <2.7 (valor crítico para $X^2_{0.10}$)

	PS<86%	PS ≥ 86%	Total
HbA1c < 6,2%	23	25	46
HbA1c ≥ 6,2%	23	29	54
Total	46	54	100

X^2 =0.14 0.14 <2.7 (valor crítico para $X^2_{0.10}$)

	ATIII<87%	ATIII ≥ 87%	Total
HbA1c < 6,2%	15	33	48
HbA1c ≥ 6,2%	34	18	52
Total	49	51	100

X^2 =11.64 11.64 >3.84 (valor crítico para $X^2_{0.05}$)

	PAI≥ 12U/mL	PAI< 12U/mL	Total
HbA1c < 6,2%	25	23	48
HbA1c ≥ 6,2%	33	19	52
Total	58	42	100

$X^2 = 1.33$ 1.33 <2.7 (valor crítico para $X^2_{0.10}$)

Se encontró asociación (P<0.001) entre la disminución de ATIII y el aumento de HbA_{1C}. No se encontró asociación (P>0.1) entre la disminución de TP y PS, el aumento de Fib y PAI y el aumento de HbA1C.

CONCLUSIONES

La disminución de ATIII , que se observa en la población diabética está asociada al aumento de HbA_{1C} (Skyler ,1996) no encontrándose asociación entre las alteraciones de TP, PS, Fib, y PAI y el aumento de HbA_{1C}, lo que colaboraría en aportar pruebas que corroboran, por lo menos en lo relativo a la AT III, la hipótesis de que la falta de control y por ende la glicación de las proteínas, explicaría la mayor tendencia en diabéticos a evolucionar hacia estados trombóticos.

La antitrombina III (A.T III) como inhibidor de la coagulación, forma un complejo con la trombina y se elimina como complejo, participando en el restablecimiento del flujo normal de sangre.

La ATIII puede estar disminuida en pacientes con diabetes mellitus, debido en forma primaria a una disminución de la concentración de heparansulfato en la membrana glomerular, debido al efecto de la diabetes sobre el riñón, impidiendo que se fije a la ATIII y por lo tanto favoreciendo su eliminación por la orina.(Sandoval D, Sua L, 2004)

Los glicosaminoglicanos como sulfato de heparán y dermatán se hallan en baja concentración en la pared endotelial siendo capaces de fijar ATIII constituyendo uno de los anticoagulantes locales fisiológicos necesarios para mantener la capacidad de tromboresistencia del endotelio vascular. Cuando se produce lesión del endotelio como consecuencia de aumento de glicemia, este mecanismo se ve afectado y no se uniría la ATIII en la misma medida , por lo cual se daría un aclaramiento precoz de ATIII.

La ATIII al igual que otras proteínas se glica cuando hay aumento de glicemia y esto le disminuiría su actividad, pues disminuye su posibilidad de unirse a la heparina, por lo cual los test funcionales de dosificación de ATIII darían disminuidos.

Se ha planteado la posibilidad de utilizar la determinación de ATIII , como forma de controlar al paciente diabético , en forma análoga a como se utiliza la HbA1c.

2.1.5- Experimento 5

(Presentado en el Tercer Congreso de Bioquímica Clínica en 2001 "Asociación entre valores de Proteína C de la coagulación en diabetes y un parámetro de control de la enfermedad. ." Autores A.Lena, S.Raymondo.)

OBJETIVO:

Estudiar la existencia o no de asociación entre los valores obtenidos para la Proteína C que no tuvo variación significativa respecto a una población de referencia y el parámetro de control de la enfermedad: HbA_{1C}.

MATERIALES Y MÉTODOS

Se trabaja con:

Población diabética.(PD)

Plasma citratado pobre en plaquetas ,de 100 pacientes con diabetes tipo II, con edades comprendidas entre 42 y 77 años , 49 mujeres y 51 hombres, para la determinación de Proteína C.

Sangre total heparinizada de la población diabética, para determinar HbA_1 y HbA_{1C} de la población diabética.

Equipo espectrofotómetro Biosystem, para las determinaciones de PC cromogénicamente.

Equipo IMX ,para las determinaciones de HbA1C por enzimoinmunoanálisis con micropartículas.(MEIA).

Se utiliza el test de Chi cuadrado para saber si existe asociación entre PCy el parámetro de control de diabetes HbA_{1C}.

Para ello se utilizan las medianas para dicotomizar los valores:

PC($<98\%$, $\geq 98\%$), HbA_{1C} ($<6.2\%$, ≥ 6.2).

RESULTADOS

Los resultados obtenidos figuran en el ANEXO 1.

POBLACIÓN DIABÉTICA :

TABLA I. Experimento 5

Medidas de tendencia central y de dispersión en población diabética

ESTUDIO	MODA			P_{50}			$P_{2,5}$			$P_{97,5}$		
	PTPD (*)	♀	♂	PTPD	♀	♂	PTPD	♀	♂	PTPD	♀	♂
PC (%)	100	100	87	98	98	96	79	78	80	120	120	120
HbA_1 (%)	7.6	6.9	7.6	7.6	7.5	7.6	5.8	5.5	6.1	10.8	10.7	10.6
HbA_{1C} (%)	5.8	5.7	6.2	6.2	6.1	6.2	4.9	4.8	5.1	8.6	8.5	8.3

(*) PTPD: Población Total de Pacientes Diabéticos
n =100 pacientes diabéticos de ambos sexos
49 sexo femenino (♀) (P_{50}: 63a; $P_{2,5}$- $P_{97,5}$: 42 - 72 a)
51 sexo masculino(♂) (P_{50}: 60a; $P_{2,5}$ - $P_{97,5}$: 45 -77 a.)

n=100, edad entre 42 y 79 años, 51mujeres y 49 hombres.

Cálculos:

	PC<98%	PS ≥ 98%	Total
HbA1c < 6,2%	20	28	48
HbA1c ≥ 6,2%	29	23	52
Total	49	51	100

X^2 =1.98 1.98<2.7 (valor crítico para $X^2_{0.10}$)

No se encontró asociación (P>0.1) entre la disminución de PC y el aumento de HbA1C .

CONCLUSIONES

La disminución de PC ocasiona una tendencia protrombótica (Pérez Castillo,1997) (Almagro ,1997) en algunos pacientes diabéticos según la bibliografía, lo que no Hemos podido corroborar en nuestras investigaciones así como tampoco parecería estar relacionada con el aumento de HbA_{1C}, o sea con la glicación de las proteínas en pacientes diabéticos.

La PC se sintetiza en hígado y en menor proporción en testículo . Los analitos de síntesis endotelial serían los más afectados por un inadecuado control de la diabetes , que se refleja en el valor de la HbA_{1C}, pues el endotelio resulta lesionado por los productos avanzados de glicación.

2.1.6- Experimento 6

(Presentado en el Tercer Congreso de Bioquímica Clínica en 2001 "Asociación entre agregación plaquetaria en diabetes y un parámetro de control de la enfermedad. ." Autores A.Lena, S.Raymondo.)

OBJETIVO:

Estudiar la existencia o no de asociación entre la agregación plaquetaria aumentada encontrada para algunos pacientes diabéticos y la HbA_{1C}.

MATERIALES Y MÉTODOS

Se trabaja con:

Población diabética.(PD)

Plasma citratado pobre en plaquetas ,de 100 pacientes con diabetes tipo II, con edades comprendidas entre 42 y 79 años , 49 mujeres y 51 hombres, para las pruebas de coagulación .

Plasma citratado rico en plaquetas y sangre completa extraída con anticoagulante EDTA (etilendiamino tetraacetato),de la población diabética. La sangre con EDTA es para conocer la cantidad de plaquetas que posee cada paciente.

Sangre total heparinizada de la población diabética, para determinar HbA_1 y HbA_{1C} de la población diabética.

Agregómetro Chrono-log , para los estudios de agregación plaquetaria, por medidas de transmisión de luz, utilizando ADP como agente inductor de la agregación, a diferentes concentraciones(2x10-5M y 1x10-6 M como concentraciones finales en plasma)

Equipo Coulter JT y Centrífuga Centra para ajustar el recuento plaquetario a los valores deseados para obtener plasmas ricos y pobres en plaquetas para los estudios de agregación plaquetaria.

Se utiliza el test de Chi cuadrado para saber si existe asociación entre agregación plaquetaria y el parámetro de control de diabetes HbA_{1C}.

Para ello se considera:

Amplitud A de la Agregación plaquetaria

aumentada si con ADP 1x10-6 M A>25%),

normal si con ADP 2x10-5 M A >50% y con ADP 1x10-6 M A <25%,

disminuida si con ADP 2x10-5 M A< 50%,

HbA_{1C} se dicotomiza según la mediana: HbA_{1C} (<6.2%, ≥6.2).

RESULTADOS

Los resultados figuran en el ANEXO 1.

Cálculos:

	Agregación aumentada	Agregación normal	Agregación disminuida	Total
HbA1c < 6,2%	8	35	5	48
HbA1c ≥ 6,2%	14	32	6	52
Total	22	67	11	100

X^2 =1.53 1.53<2.7 (valor crítico para $X^2_{0.10}$)

No se encontró asociación (P>0.1) entre el aumento de la agregación plaquetaria y el aumento de HbA_{1C}.

Excluyendo los pacientes que reciben ácido acetil salicílico:

	Agregación aumentada	Agregación normal	Agregación disminuida	Total
HbA1c < 6,2%	6	33	3	42
HbA1c ≥ 6,2%	14	25	1	40
Total	20	58	4	82

$X^2 = 4.7$ $4.7 < 3.84$ (valor crítico para $X^2_{0.05}$)

Se encontró asociación (P>0.05) entre el aumento de la agregación plaquetaria y el aumento de HbA_{1C} en la población diabética que no estaba recibiendo ácido acetil salicílico.

CONCLUSIONES

Las plaquetas son permeables a la glucosa y las proteínas plaquetarias son susceptibles de glicación y esto podría afectar las señales de transmisión intraplaquetarias de la membrana al sistema contráctil para favorecer la degranulación.Además el daño endotelial ocasionado por hiperglicemia favorece la acivación plaquetaria. (González, 2001). Esto hace pensar que hubiera relación entre la agregación plaquetaria aumentada y el aumento de HbA_{1C}.

Sin embargo en nuestras condiciones de trabajo el aumento de la agregación plaquetaria no estaría relacionada con el aumento de HbA_{1C}.

Si excluimos los pacientes que están recibiendo Ácido Acetil Salicílico y se estudia la existencia de asociación entre HbA1c y agregación plaquetaria, se encuentra asociación estadísticamente significativa.

Por lo tanto es posible que en la población diabética en general no se haya encontrado asociación entre el aumento de la agregación plaquetaria y el aumento de HbA_{1C}, porque muchos de los pacientes estaban con ácido acetil salicílico que es antiagregante plaquetario.

2.1.7- Experimento 7

OBJETIVO: Evaluar el estado de hipercoagulabilidad según las diferentes terapias empleadas en la población diabética.

MATERIALES Y MÉTODOS

Se trabaja con:

Población diabética.(PD)

Plasma citratado pobre en plaquetas ,de 100 pacientes con diabetes tipo II, con edades comprendidas entre 42 y 77 años , 49 mujeres y 51 hombres, para las pruebas de coagulación .

Plasma citratado rico en plaquetas y sangre completa extraída con anticoagulante EDTA (etilendiamino tetraacetato), de la población diabética, para estudio de agregación plaqutaria.

Se utilizó:

Equipo coagulómetro ACL 3000, para las determinaciones de TP, Fib, PS (coagulométricamente) y AT III (cromogénicamente).

Equipo espectrofotómetro Biosystem, para las determinaciones de PC y PAI, cromogénicamente.

Agregómetro Chrono-log , para los estudios de agregación plaquetaria, por medidas de transmisión de luz, utilizando ADP como agente inductor de la agregación, a diferentes concentraciones(2x10-5M y 1x10-6 M como concentraciones finales en plasma)

Equipo Coulter JT y Centrífuga Centra para ajustar el recuento plaquetario a los valores deseados para obtener plasmas ricos y pobres en plaquetas para los estudios de agregación plaquetaria.

Para el estudio del estado de hipercoagulabilidad se considera que existe una condición protrombótica cuando :

- Los inhibidores de la coagulación PC, PS, o ATIII tengan valores por debajo del percentil 2.5 de la población de referencia,
- El inhibidor de la fibrinolisis PAI tenga valores por encima del percentil 97.5 de la población de referencia.
- El TP y Fib tengan un valor por encima del percentil 97.5 de la población de referencia.
- La agregación plaquetaria está aumentada.

RESULTADOS Tabla I. Experimento 7

Porcentaje de pacientes

	Dieta	AAS	HO	AAS+HO
Estado de hipercoagulabilidad	27%	8%	49%	10%

	Dieta	AAS	HO	AAS+ HO	NºPacientes
PC<79%			2	1	3
PS<62%	1		5		6
ATIII<78%	6	2	8	3	19
PAI> 12UA/mL	14	6	17	5	42
Fib>4.83 g/L			1	1	2
Agregación Plaquetaria aumentada	6		16		22
Nº Pacientes	27	8	49	10	94*

* Los 6 pacientes restantes de los 100 diabéticos en estudio no presentaon hipercoagulabilidad.

AAS-Ácido acetil salicílico

HO- Hipoglicemiantes orales

CONCLUSIONES

Se obtuvo un menor porcentaje de pacientes en estado protrombótico , entre los tratados con ácido acetil salicílico, los cuales tendrían menos posibilidades de complicaciones cardiovasculares, debido a tendencia protrombótica. Esto concuerda
con la bibliografía , dondc se atribuye a la aspirina la capacidad de reducir las complicaciones cardiovasculares , por su capacidad de inhibir la superproducción de tromboxanos que puede darse en los diabéticos con retinopatía o con complicaciones trombóticas que pudieran dar origen a vasculopatía.

El parámetro relacionado con más frecuencia a trombofilia fue el PAI aumentado (42% de los pacientes diabéticos estudiados), luego la agregación plaquetaria aumentada (22%) y luego la ATIII disminuida (19%)

2.1.8- Experimento 8

Detección de la mutación C677T MTHFR (gen Metilentetrahidrofolatoreductasa) y de hiperhomocisteinemia en una población diabética tipo 2 con complicaciones vasculares".

Objetivos

Analizar la prevalencia de la mutación C677T MTHFR en una población diabética que padece enfermedad vascular, discriminando según presente cardiopatía isquémica o no.

Determinar si la homocisteinemia basal está aumentada en los pacientes que presentan la mutación.

Materiales y métodos

Plasma con EDTA y sangre total , de 20 pacientes diabéticos con complicaciones vasculares, con edades comprendidas entre 51 y 78 años, 6 mujeres y 14 hombres..

Equipo IMX, para las determinaciones de Homocisteína por enzimoinmunoanálisis.

Termociclador Perkin Elmer para amplificación de ADN, extraído lisando las células de la sangre y precipitando el ADN con etanol. Se amplifica por PCR (Reacción de la polimerasa en cadena).

Cuba electroforética de BIORAD para correr los fragmentos resultantes del uso de enzimas de restricción y detectar así la mutación buscada por RFLP(restriction fragments length polimorphisms)

Resultados

Los datos para la población estudiada figura en el ANEXO3.

Tabla I. Experimento 8 . Porcentaje de pacientes diabéticos con complicaciones vasculares homocigotos normales, heterocigotos u homocigotos mutados para la mutación C677T de mthfr.

Genotipo C677T	N=20	%
CC	6	30
CT	12	60
TT	2	10

Frecuencia alélica población diabética con complicaciones vasculares :

Para C: 60 %

Para T: 40 %

Tabla II. Experimento 8. Porcentaje de pacientes diabéticos con cardiopatía isquémica homocigotos normales, heterocigotos u homocigotos mutados para la mutación C677T de mthfr.

Genotipo C677T	N=9	%
CC	3	33
CT	4	44
TT	2	23

Frecuencia alélica población diabética con cardiopatía isquémica :

Para C: 55%

Para T: 45%

(Estos valores coinciden con los obtenidos por Citogenética del Instituto Clemente Estable en trabajo que está realizando con población diabética con cardiopatía isquémica)

En un estudio realizado sobre 107 individuos de una población representativa de Montevideo, muestras de Banco de ADN, cuyos resultados nos han sido proporcionados por la firma ATGen proveedora de los reactivos para estas determinaciones , se obtuvo:

Tabla III. Experimento 8. Porcentaje de pacientes de la población general homocigotos normales, heterocigotos u homocigotos mutados para la mutación C677T de mthfr.

Genotipo C677T	N=107	%
CC	42	39
CT	55	52
TT	10	9

Frecuencia alélica población general:

Para C: 65%

Para T : 35%

La mutación C677T en MTHFR se encontró en 14 pacientes de los 20 diabéticos estudiados , de los cuales12 fueron heterocigotos y 2 homocigotos mutados.

Homocisteína basal aumentada se encontró en 8 pacientes de los 20 diabéticos estudiados , pero sólo 3 de ellos presentaban la mutación siendo heterocigotos .

Conclusiones

En 20 pacientes diabéticos con complicaciones vasculares estudiados para la mutación C677T de la enzima MTHFR se encontró una frecuencia alélica para T (40%) mayor que en la población general.(35%).

Estudiando aquellos pacientes diabéticos con cardiopatía isquémica se encontró una frecuencia alélica para T aún mayor(45%) que en la población diabética con complicaciones vasculares en general. En un trabajo realizado en Costa Rica (Salazar, 2003) se encontró que la prevalencia de la mutación C677T MTHFR es marcadamente más alta entre los diabéticos portadores de enfermedad macrovascular respecto a la población no diabética, pero probaron que esto era consecuencia de que los primeros padecían enfermedad cardiovascular, siendo independientemente de la presencia de diabetes mellitus.

No se encontró un aumento de homocisteína basal significativo en los pacientes que presentaron la mutación con respecto al resto.($p>0.1$) y sin embargo se tuvieron valores altos de homocisteína en algunos pacientes que no presentaron la mutación.

Es importante recordar que esta mutación no es la única causa de aumento de la homocisteína y que a veces es necesario realizar la determinación de homocisteína postcarga de metionina para que se ponga de manifiesto la hiperhomocisteinemia.

Por lo tanto la determinación de homocisteína basal no nos permitiría descartar la presencia de la mutación C677 T MTHFR, ni tampoco asegurar la existencia de la misma .

2.2-CONCLUSIONES GENERALES

Se estudiaron distintos aspectos de la hemostasis en una población de diabéticos de Uruguay, comparándolos con una población de referencia y se encontró :

Disminución de inhibidores de la coagulación ,tales como ATIII y PS, aumento de Fibrinógeno y del inhibidor de la fibrinolisis PAI, lo cual confirma la tendencia al estado protrombótico en la población diabética.

Aquellos pacientes que presentaron complicaciones vasculares ,ya sea microangiopatías o macroangiopatías mostraron una disminución de ATIII significativa respecto a los que no presentaron complicaciones. Las complicaciones están relacionadas al mal control de la enfermedad y el control de la misma está relacionado con la ATIII.

La disminución de ATIII y el aumento de Hemoglobina glicada A1c guardan asociación , de forma que la falta de control de la enfermedad favorecería el estado protrombótico de la población diabética, en lo que respecta a la ATIII.

Aquellos pacientes que están con tratamiento que incluye el uso de antiagregantes plaquetarios (Ácido acetil salicílico) presentaron menos tendencia al estado prootrombótico.

En la población diabética aumenta la frecuencia de la mutación C677T mthfr , en los pacientes que presentan cardiopatía isquémica con respecto a los que presentan otro tipo de complicaciones macrovasculares.

ANEXO 1. Población diabética:

Paciente	Sexo	Edad	TP%	Fibg/L	APTT(s)	TT(s)	PC%	PS%	ATIII%	PAIU/mL
1	♀	61	102	3,50	25	14	120	95	80	10
2	♂	53	80	3,80	28	15	88	78	100	15
3	♂	64	96	4,00	30	14	110	91	97	12
4	♀	67	90	4,20	25	14	90	108	69	6
5	♂	54	88	4,10	26	15	78	89	67	8
6	♂	51	82	3,40	29	14	87	98	78	8
7	♂	72	87	2,80	28	16	85	86	106	10
8	♀	68	100	3,00	37	16	92	96	88	15
9	♂	55	78	4,10	31	15	107	120	75	11
10	♀	63	96	2,70	29	14	110	85	78	12
11	♂	69	98	4,00	25	16	97	76	98	10
12	♂	71	82	4,50	28	14	87	84	68	6
13	♂	57	78	4,80	32	15	98	79	80	4
14	♀	62	82	3,80	23	16	102	78	88	8
15	♂	64	86	3,70	29	15	85	120	84	15
16	♀	64	97	3,00	28	14	110	75	78	12
17	♀	65	88	4,00	29	16	98	96	98	25
18	♂	60	95	3,60	25	15	98	72	75	12
19	♂	53	98	4,80	32	14	108	68	76	15
20	♀	62	120	4,50	33	14	120	71	80	17
21	♀	68	92	4,70	27	15	110	70	66	18
22	♀	68	80	3,70	33	16	107	83	85	19
23	♂	70	86	3,50	27	14	120	80	90	7
24	♀	64	90	4,80	28	14	105	75	80	15
25	♂	56	98	5,00	25	16	87	85	100	5

Paciente	Sexo	Edad	TP%	Fibg/L	APTT(s)	TT(s)	PC%	PS%	ATIII%	PAIU/mL
26	♂	52	110	4,70	30	16	110	86	68	15
27	♀	63	85	3,80	27	14	130	104	68	14
28	♂	54	87	3,60	30	16	120	68	88	13
29	♂	57	98	5,00	27	15	98	88	80	16
30	♂	79	90	4,00	25	14	91	86	75	25
31	♀	68	89	3,80	29	17	88	85	100	19
32	♀	60	78	4,90	27	14	90	85	68	18
33	♂	74	95	3,70	37	15	90	55	78	6
34	♀	57	90	3,90	31	16	120	80	88	19
35	♂	50	88	3,20	34	14	92	90	87	10
36	♀	68	95	3,70	32	14	95	88	89	14
37	♀	48	90	3,50	35	14	97	96	95	12
38	♂	72	85	3,00	37	18	87	106	93	15
39	♀	52	100	4,00	27	15	86	58	80	15
40	♀	49	105	3,80	36	14	100	110	78	17
41	♀	54	86	3,80	37	14	96	78	95	4
42	♂	56	98	4,00	32	17	92	62	75	10
43	♀	76	92	3,70	29	15	90	98	88	8
44	♂	72	80	3,20	36	14	102	86	78	12
45	♀	65	100	2,80	33	14	90	95	99	10
46	♀	72	106	3,40	37	14	100	90	80	13
47	♂	78	100	2,90	30	16	92	88	89	9
48	♀	66	98	3,50	27	15	100	90	78	14
49	♀	56	100	3,50	29	14	100	96	90	13
50	♀	62	97	4,00	28	16	88	70	66	17

Paciente	Sexo	Edad	TP%	Fibg/mL	APTT(s)	TT(s)	PC%	PS%	ATIII%	PAIU/mL
51	♂	60	108	3,70	32	14	82	76	88	14
52	♂	54	92	4,80	30	15	94	80	68	16
53	♀	70	100	2,60	30	14	98	86	95	13
54	♀	72	120	3,60	35	14	96	85	78	18
55	♀	68	86	4,00	26	16	86	76	84	17
56	♂	56	100	2,80	35	14	98	78	100	13
57	♂	67	78	2,80	35	15	95	85	97	11
58	♀	50	100	3,60	32	14	98	80	79	15
59	♂	52	87	3,20	30	17	96	82	80	16
60	♂	69	110	3,70	31	14	82	68	75	18
61	♀	63	100	3,60	36	15	90	80	82	15
62	♀	70	90	2,50	32	16	98	75	110	5
63	♀	65	100	2,80	25	14	96	93	100	7
64	♂	54	89	3,80	26	14	100	70	78	17
65	♀	42	98	3,50	34	14	106	107	90	11
66	♂	67	95	4,80	30	14	87	95	64	12
67	♀	56	100	3,40	35	14	85	86	56	11
68	♀	42	99	3,20	29	15	120	83	102	3
69	♂	52	103	3,30	35	16	86	91	89	12
70	♂	58	98	2,80	32	16	120	50	116	11
71	♂	53	100	3,80	27	15	113	96	102	8
72	♀	70	98	3,50	33	15	97	128	120	8
73	♀	61	106	2,70	28	16	56	120	119	11
74	♂	45	98	3,40	29	14	90	92	95	9
75	♂	50	78	4,00	25	14	95	97	100	12

Paciente	Sexo	Edad	TP%	Fibg/L	APTT(s)	TT(s)	PC%	PS%	ATIII%	PAIU/mL
76	♂	62	96	3,50	26	14	102	99	102	10
77	♀	65	87	2,80	30	15	100	98	100	7
78	♀	45	95	3,30	30	16	98	95	99	5
79	♂	53	85	3,70	27	14	97	100	105	17
80	♂	60	99	2,90	26	14	87	93	98	15
81	♂	70	78	4,30	29	14	120	113	83	14
82	♀	68	93	2,80	32	15	110	110	100	17
83	♀	72	100	3,50	27	17	100	60	65	18
84	♀	65	97	3,40	30	15	105	103	100	4
85	♂	51	100	2,90	34	16	75	62	66	18
86	♂	61	80	4,20	31	15	100	96	99	6
87	♀	57	100	2,80	31	14	90	62	68	5
88	♂	63	85	4,20	29	14	105	98	78	9
89	♀	54	78	4,50	27	14	80	55	69	12
90	♂	70	87	2,70	28	17	100	103	87	18
91	♂	62	83	4,80	30	15	110	94	79	12
92	♂	63	100	3,00	33	17	100	96	69	7
93	♀	54	89	2,50	32	14	120	120	100	3
94	♀	66	95	3,10	30	14	98	98	100	15
95	♂	42	86	2,90	34	14	82	50	70	5
96	♀	69	94	3,20	28	14	999	97	98	15
97	♂	46	98	3,50	27	16	80	56	87	4
98	♀	40	95	4,00	29	15	100	120	110	15
99	♂	72	76	4,10	26	14	90	70	72	4
100	♂	75	74	3,70	26	14	102	85	97	17

Paciente	Agregación plaquetaria	Glicemiag/L	HbA1%	HbA1c%
1	Disminuida	110	6.5	5.7
2	Normal	120	6.2	5.1
3	Normal	120	6.7	5.2
4	Normal	170	9.2	7.4
5	Normal	190	10.9	8.6
6	Aumentada	165	8.7	6.9
7	Normal	112	6.7	5.3
8	Normal	130	7.0	5.7
9	Normal	170	10.1	8.0
10	Disminuida	190	9.5	7.8
11	Normal	110	7.6	5.8
12	Normal	185	9.3	7.9
13	Normal	120	7.5	5.9
14	Aumentada	126	7.2	5.6
15	Aumentada	116	7.4	5.7
16	Normal	150	7.8	6.4
17	Normal	115	6.3	5.4
18	Aumentada	120	6.2	5.1
19	Normal	170	8.9	7.2
20	Aumentada	150	9.8	7.9
21	Disminuida	110	7.8	6.3
22	Normal	150	6.9	5.2
23	Normal	120	7.0	5.9
24	Normal	178	8.7	7.0
25	Normal	115	7.5	5.8

Paciente	Agregación plaquetaria	Glicemia	HbA1	HbA1c
26	Aumentada	128	7.0	6.2
27	Normal	120	6.8	5.7
28	Normal	120	7.6	6.2
29	Normal	145	9.5	7.5
30	Aumentada	180	9.9	7.8
31	Aumentada	110	6.2	4.8
32	Normal	170	9.0	7.9
33	Aumentada	170	9.0	7.2
34	Normal	126	6.0	5.1
35	Normal	112	6.5	5.2
36	Normal	110	7.5	5.4
37	Normal	115	7.6	5.4
38	Disminuida	117	7.6	6.2
39	Aumentada	120	7.4	5.8
40	Normal	192	9.7	7.6
41	Normal	130	7.2	6.0
42	Aumentada	180	9.4	8.0
43	Normal	126	7.2	6.4
44	Normal	140	9.3	7.2
45	Normal	77	6.2	5.2
46	Normal	120	7.5	6.5
47	Normal	94	8.6	6.8
48	Aumentada	125	7.8	6.4
49	Normal	116	8.3	6.7
50	Aumentada	248	9.8	7.6

Paciente	Agregación plaquetaria	Glicemia	HbA1	HbA1c
51	Disminuida	70	12.6	9.6
52	Normal	207	10.7	8.3
53	Normal	65	5.7	5.1
54	Normal	160	10.1	8.0
55	Normal	145	8.9	7.0
56	Disminuida	75	6.2	5.3
57	Normal	99	6.6	5.6
58	Aumentada	140	8.8	7.1
59	Disminuida	128	8.3	6.7
60	Normal	158	10.1	8.1
61	Normal	152	11.5	8.8
62	Normal	72	5.5	4.8
63	Normal	60	6.8	5.8
64	Normal	160	6.8	5.6
65	Normal	120	8.5	6.5
66	Normal	180	10.4	8.2
67	Normal	110	6.1	5.2
68	Normal	100	6.9	5.8
69	Normal	118	8.4	6.8
70	Normal	108	6.7	5.7
71	Aumentada	100	7.6	6.3
72	Normal	98	7.9	6.5
73	Normal	107	8.5	6.9
74	Normal	120	6.7	5.3
75	Normal	170	10.2	8.0

Paciente	Agregación plaquetaria	Glicemia	HbA1	HbA1c
76	Disminuida	105	8.2	6.2
77	Normal	125	9.5	7.7
78	Normal	103	8.3	6.1
79	Normal	130	7.8	6.4
80	Normal	100	7.9	6.2
81	Normal	98	6.9	5.8
82	Disminuida	98	6.0	5.1
83	Aumentada	90	5.9	5.0
84	Normal	160	9.8	7.5
85	Aumentada	78	7.6	5.8
86	Normal	97	7.2	5.9
87	Aumentada	99	6.9	5.7
88	Normal	120	9.3	7.9
89	Aumentada	110	8.5	6.9
90	Normal	97	7.0	5.5
91	Aumentada	160	10.4	8.2
92	Normal	78	6.5	5.4
93	Disminuida	98	7.5	6.0
94	Normal	105	5.4	4.7
95	Aumentada	98	7.6	6.2
96	Normal	87	6.7	5.3
97	Aumentada	100	7.8	6.5
98	Disminuida	89	6.0	5.0
99	Normal	110	6.8	5.3
100	Normal	100	6.0	5.0

ANEXO 2. Población de referencia:

Paciente	Sexo	Edad	TP%	Fibg/L	APTT(s)	TT(s)	PC%	PS%	ATIII%	PAIU/mL
1	♀	49	110	3,29	26	15	96	72	94	1
2	♂	53	90	3,79	29	14	110	106	104	10
3	♂	72	98	2,66	32	15	120	118	100	7
4	♀	69	112	3,60	30	14	106	120	115	9
5	♂	70	105	3,61	26	14	92	76	90	11
6	♀	45	100	2,49	29	14	102	100	98	11
7	♀	56	83	2,53	26	15	95	110	98	5
8	♂	67	94	2,93	27	16	85	90	89	5
9	♂	55	97	2,85	29	17	87	68	80	11
10	♀	43	74	4,28	28	18	98	120	90	4
11	♀	45	120	2,23	29	16	96	100	99	12
12	♀	57	94	3,34	29	14	88	62	87	7
13	♂	48	86	2,52	31	15	102	97	100	5
14	♀	60	96	2,89	26	14	100	110	106	12
15	♀	75	112	2,85	33	14	86	78	89	2
16	♂	54	92	2,73	37	15	115	97	100	9
17	♂	52	75	2,47	35	16	104	115	100	9
18	♀	66	82	3,95	32	14	82	65	90	12
19	♀	70	104	2,88	28	15	95	107	100	8
20	♀	65	105	3,90	30	14	87	90	89	3
21	♀	40	95	3,09	32	14	102	125	110	12
22	♀	60	102	2,85	27	15	85	70	90	2
23	♀	64	115	4,85	29	14	100	105	98	7
24	♀	72	82	2,54	34	16	97	120	95	12
25	♀	55	103	3,52	32	14	98	110	100	4
26	♀	62	98	2,00	30	15	110	130	100	3

Paciente	Sexo	Edad	TP%	Fibg/L	APTT(s)	TT(s)	PC%	PS%	ATIII%	PAIU/mL
27	♂	46	101	2,59	28	14	86	68	90	2
28	♀	49	84	3,71	27	14	99	100	102	13
29	♂	60	100	3,22	37	16	96	98	95	1
30	♀	50	109	3,00	30	15	97	100	98	9
31	♂	43	100	2,94	37	17	100	110	100	4
32	♂	70	100	5,41	33	14	125	106	103	10
33	♂	47	102	2,97	30	14	96	110	98	3
34	♂	69	91	3,57	32	16	102	106	101	3
35	♀	42	104	3,23	33	14	82	90	102	2
36	♀	50	105	2,39	29	14	98	107	89	10
37	♀	72	101	3,88	27	14	92	98	100	2
38	♀	59	86	2,22	37	16	104	100	85	7
39	♀	55	96	3,10	35	17	79	86	78	8
40	♂	65	100	2,92	35	15	86	92	89	10
41	♂	47	100	3,84	31	14	99	105	98	3
42	♀	75	100	3,62	30	14	101	100	90	4
43	♂	45	102	2,66	28	16	88	80	95	1
44	♂	76	100	3,73	26	15	120	70	87	5
45	♀	57	108	3,62	27	15	87	65	90	8
46	♂	68	114	3,60	31	14	102	78	96	11
47	♀	43	92	4,10	37	15	97	90	110	6
48	♂	54	86	6,53	27	14	120	98	105	10
49	♂	74	73	2,00	26	16	95	97	99	8
50	♀	62	100	3,80	25	14	106	125	110	12
51	♂	615	100	5,14	26	16	90	75	78	9
52	♂	52	100	3,13	30	15	116	120	100	11

Paciente	Sexo	Edad	TP%	Fibg/L	APTT(s)	TT(s)	PC%	PS%	ATIII%	PAIU/mL
53	♀	77	105	3,25	27	14	98	90	101	8
54	♂	66	100	2,74	29	14	108	120	105	10
55	♂	78	90	2,40	34	15	100	110	97	10
56	♀	56	87	3,00	29	16	115	130	115	11
57	♀	68	94	2,00	34	17	78	62	82	8
58	♀	62	107	3,58	29	14	102	68	87	9
59	♀	50	109	3,95	33	15	82	78	85	6
60	♂	60	90	2,54	28	16	98	110	120	11
61	♂	40	107	2,29	30	14	100	97	101	2
62	♀	68	105	2,53	28	14	98	92	98	11
63	♀	77	103	3,24	25	14	110	112	100	5
64	♀	65	100	2,74	25	14	102	106	99	13
65	♀	42	100	2,85	30	14	96	99	105	1
66	♂	70	91	3,13	28	15	115	120	113	2
67	♂	75	101	2,69	25	15	104	110	107	3
68	♀	69	118	2,98	27	14	100	125	100	11
69	♂	67	100	3,11	30	14	87	95	105	7
70	♂	72	94	2,89	29	16	94	78	79	4
71	♀	45	83	2,62	28	16	100	120	115	1
72	♀	55	117	3,84	30	15	96	92	80	8
73	♀	65	91	2,85	30	17	100	85	87	5
74	♂	50	100	3,06	25	16	92	89	103	9
75	♀	69	102	4,01	25	16	104	117	106	1
76	♀	55	100	3,13	28	14	82	90	89	4
77	♀	56	96	4,56	36	14	90	72	83	3
78	♂	47	89	2,02	37	15	106	120	101	12

Paciente	Sexo	Edad	TP%	Fibg/L	APTT(s)	TT(s)	PC%	PS%	ATIII%	PAIU/mL
79	♀	58	87	3,14	32	16	89	65	90	8
80	♀	69	100	2,45	25	14	88	85	90	1
81	♀	58	116	2,66	33	15	98	90	102	2
82	♂	42	80	2,03	31	15	102	122	117	7
83	♀	43	114	3,06	26	14	92	88	93	1
84	♀	57	100	4,27	30	16	98	74	95	12
85	♀	60	100	3,34	26	14	115	110	116	4
86	♂	43	84	2,08	31	16	100	130	78	5
87	♂	66	120	2,00	31	15	88	76	92	4
88	♀	41	98	2,85	26	14	87	80	87	1
89	♀	56	100	2,.43	27	17	120	118	100	12
90	♂	62	94	3,21	34	16	101	120	90	5
91	♀	37	111	2,51	27	15	102	90	100	2
92	♀	39	100	2,15	30	16	85	78	88	7
93	♀	45	107	4,33	27	14	103	100	102	12
94	♂	69	81	3,78	30	14	100	95	99	5
95	♀	47	103	2,39	33	15	98	96	100	7
96	♂	62	78	4,70	32	14	96	100	90	9
97	♂	42	91	32,00	32	15	104	96	100	11
98	♂	49	96	3,14	34	16	115	110	100	8
99	♀	70	98	3,83	32	14	87	65	90	5
100	♀	58	120	4,03	27	14	100	102	98	11
101	♂	68	100	4,05	32	16	90	79	85	9
102	♀	72	99	3,59	29	15	89	77	80	8
103	♀	56	81	4,77	27	14	95	100	90	9
104	♀	55	89	2,51	35	15	120	118	110	6

Paciente	Sexo	Edad	TP%	Fibg/36L	APTT(s)	TT(s)	PC%	PS%	ATIII%	PAIU/mL
105	♂	46	92	4,35	36	14	101	98	100	11
106	♂	66	111	2,51	36	14	88	90	98	6
107	♂	74	81	2,28	31	15	116	100	120	2
108	♀	50	96	3,14	32	14	86	90	96	4
109	♂	44	105	2,00	35	16	103	100	102	10
110	♀	65	76	4,59	32	14	92	98	95	1
111	♂	78	91	3,79	29	16	105	100	90	1
112	♂	42	94	3,83	28	14	87	69	80	3
113	♂	68	75	2,73	35	14	100	97	90	1
114	♀	67	75	3,00	36	17	90	96	87	10
115	♀	40	102	3,62	29	16	84	62	85	2
116	♂	57	98	2,40	36	14	77	90	78	3
117	♀	43	97	2,50	35	15	90	62	80	4
118	♂	60	100	3,90	35	18	98	65	97	5
119	♂	63	103	2,70	27	16	100	130	100	5
120	♂	65	102	2,10	29	16	120	138	110	7
121	♀	72	97	2,90	25	18	79	60	79	2
122	♂	65	88	3,30	27	18	80	114	100	1
123	♀	75	102	2,85	28	17	84	140	120	3
124	♂	42	86	3,20	25	15	110	100	99	4
125	♀	70	104	2,76	30	18	87	135	98	5
126	♂	64	99	3,00	25	14	120	99	100	3
127	♀	60	87	2,53	33	15	99	120	110	12
128	♂	58	107	3,25	35	16	105	87	80	12
129	♀	42	97	3,00	34	17	87	116	79	11
130	♀	56	105	3,10	30	18	120	115	117	10

ANEXO 3

Población diabética con complicaciones macrovasculares.

Paciente	Edad	Sexo	Homocisteína	MTHFR	Presencia(+) o ausencia(-) de cardiopatía isquémica
1	51	♀	12	CT	-
2	63	♂	16	CC	+
3	78	♂	28	CC	-
4	67	♂	13	CT	+
5	59	♂	14	CT	+
6	73	♂	14	TT	+
7	46	♂	28	CC	+
8	55	♂	15	CT	-
9	73	♀	12	CC	+
10	70	♀	9	CT	-
11	65	♂	8	CT	+
12	51	♂	10	CT	+
13	75	♂	50	CT	-
14	57	♂	23	CC	-
15	54	♂	21	CT	-
16	61	♀	23	CT	-
17	63	♀	18	CC	-
18	65	♂	13	CT	-
19	66	♀	10	CT	-
20	70	♂	9	TT	+

CC- HOMOCIGOTO NORMAL

CT- HETEROCIGOTO

TT-HOMOCIGOTO MUTADO

TP población diabética y de referencia

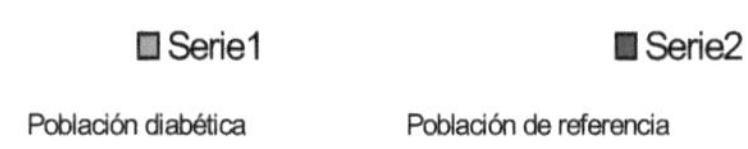

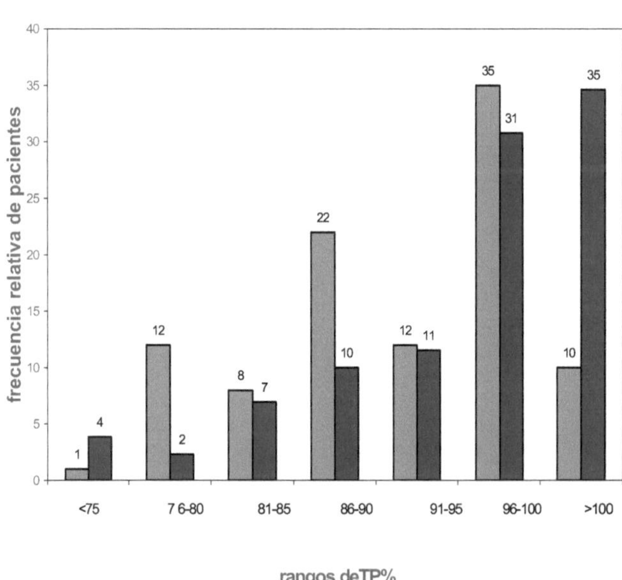

Gráfico 1- Frecuencia relativa de pacientes según TP

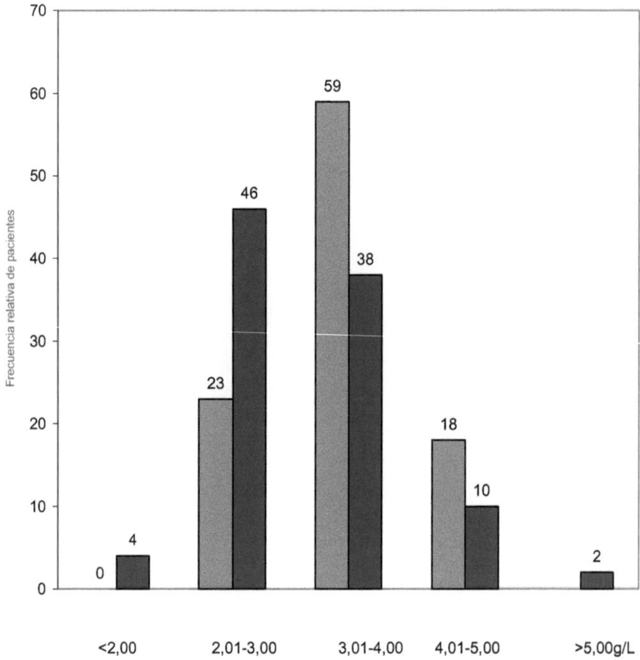

Gráfico 2- Frecuencia relativa de pacientes según Fib

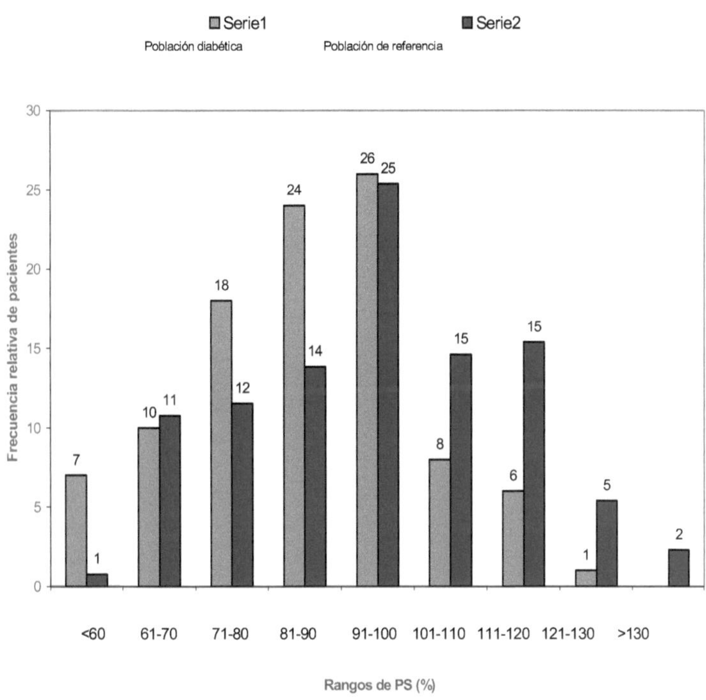

Gráfico 3- Frecuencia relativa de pacientes según la PS

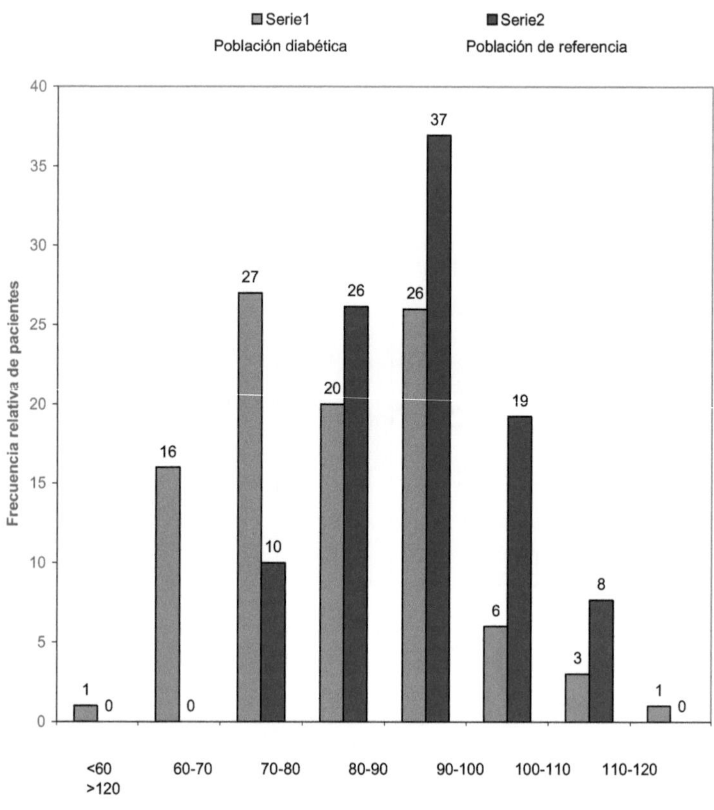

Gráfico 4- Frecuencia relativa de pacientes según la ATIII

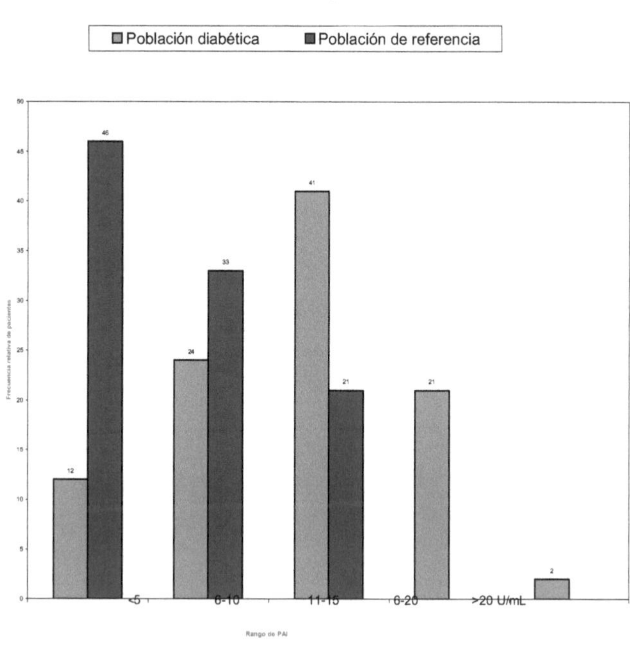

Gráfico 5- Frecuencia relativa de pacientes según el PAI

PC población diabética y de referencia

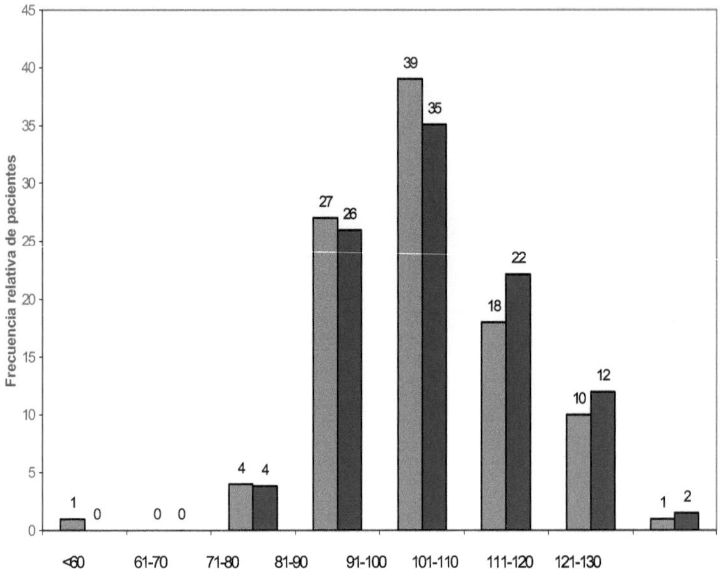

Rangos de PC (%)

Gráfico 6- Frecuencia relativa de pacientes según la PC

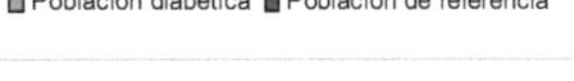

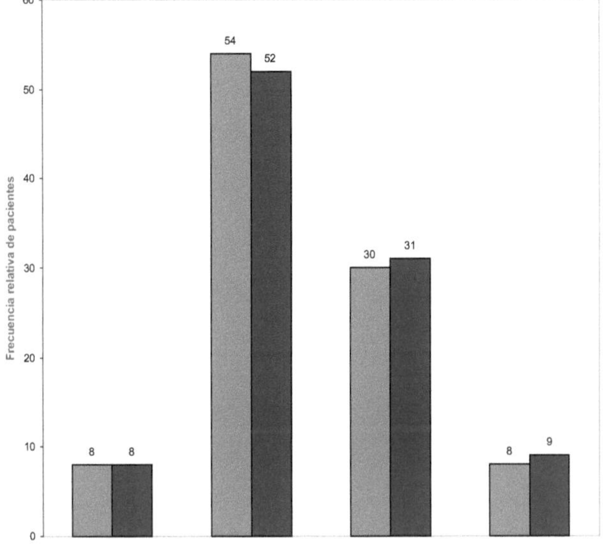

Gráfico 7- Frecuencia relativa de pacientes según el APTT

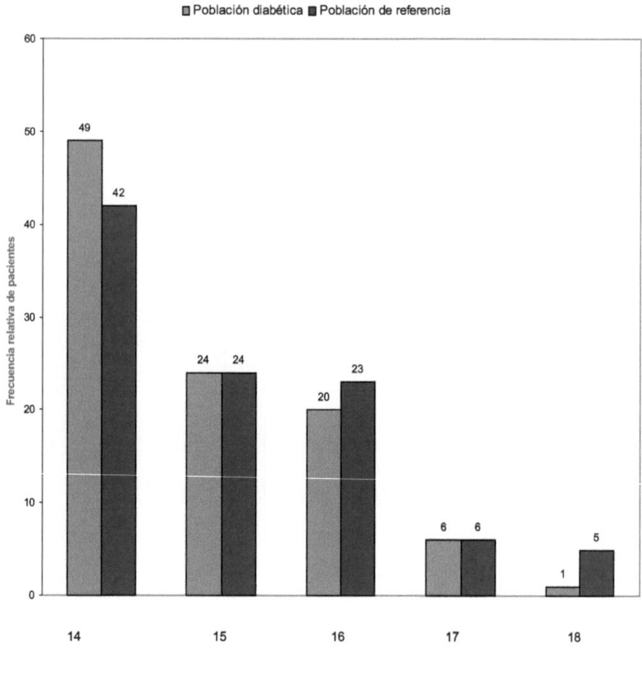

Gráfico 8- Frecuencia relativa de pacientes según el TT

4- *AGRADECIMIENTOS*

Esta investigación fue realizada en el Laboratorio del Hospital Central de las Fuerzas Armadas, bajo la dirección de tesis de la Dra. Q.F. Stella Raymondo que me brindó su apoyo , sus conocimientos , sus ideas basadas en su vasta experiencia , con una actitud constantemente alentadora, ofreciéndome su tiempo muy valioso debido a las múltiples tareas que desempeña.

Agradezco a la Dra Dinorah Lanata y Dra. Nancy Antrasián (Jefes del Servicio de Endocrinología del Hospital Central de las FF.AA.) quienes seleccionaron los pacientes que se ajustaran a los requerimientos de este trabajo , al Dr. Jorge Pouso (Jefe del Área de Investigación del Hospital Central de las FF.AA.) quien me apoyó en el tratamiento estadístico de los resultados ,haciendo posible la obtención de las conclusiones presentadas, a los Licenciados de Laboratorio Miguel Luján , Ana Etcheverri y Paola de Lorenzi , quienes colaboraron en forma entusiasta, en el procesamiento de las muestras para diferentes determinaciones de Laboratorio, a las firmas IZASA, ABBOTT y ATgen que contribuyeron con reactivos para que este estudio fuera posible, y a mi familia quienes me ayudan a diario a consolidar mis aspiraciones.

5- BIBLIOGRAFÍA

Abiru T, Watanabe Y, Kamata K , et al. (1990) Decrease in endothelium dependent relaxation and levels of cyclic nucleotides in aorta from rabbits with alloxan – induced diabetes. *Res Commun Chem Pathol Pharmacol. 68:13-25.*

Acang N, Jalil F. (1993) Hipercoagulación y diabetes mellitus. *Southeast Asian J Trop- Med Public-Health.. 24: 263-266.*

Almagro D. (1997) Estados de hipercoagulabilidad. *Rev Cubana Hematol Inmunol Hemoter. 13(2):90-108*

Belzarena C. (2004) Nuevos enfoques para futuros tratamientos de la diabetes Mellitus y el syndrome metabólico. *XII Congreso Latinoamericano de Diabetes. Setiembre 2004. San Pablo.*

Bierman E. (1992) Atherogenesis in diabetes. *Arterioscler Thromb. 12: 647-656.*

Bokarev I, Velikov V, Zelenchuk N, Shubina O, Saltykov B, Frolova A. (1993) Los efectos de los antiagregantes en el curso de la microangiopatía diabética. *Ter Arkh.. 65: 78-81.*

Cáceres Lóriga F, Pérez H. (1998)Reacciones adversas de las drogas hipolipemiantes *RevCubana Cardiol Cir Cardiovasc. 12(2) : 45-9*

Campbell K, White J. Hansted,P. (1992) Prescription and over the conter Drugs. The ins and outs. *Diabetes Foreces. February :37- 39.*

Carrasco E. (1992) Educación del paciente diabético. *Diabetes Mellitus. 10: 109:118.*

Carrasco E. (1992) El rol de la dieta en el manejo de la Diabetes. *Diabetes Mellitus. 11: 119-133.*

Castillo R, Escolar G, Bastida E. (1994) Fisiología y exploración de la hemostasis. *Hematología clínica. Sans Sabrafen J. 3ª Edición. 32:481-498.*

Creager M , Cooke JP , Mendelsohn ME, et al. (1990) Impaired vasodilatation of forearm resistance vessels in hypercholesterolemic humans. *J.Clin Invest. 86: 228-234.*

Cuchel M, Rader D. (2002) The role of high density lipoproteins in thrombosis. *ScientificWorldJournal. Jan 12;2(1):89-95.*

Chase H., Jacobson W and cols. (1989) Glucose control and the renal and retinal complications of IDDM. *Jama. 261: 1155 - 1160.*

D'Antonio , Ellis D. (1989) Diabetes complications and glycemic control. *Diabetes Care. 12, 694: 700.*

DCTT Research Group. (1987) The Diabetes Control and Complications Trial: Results of the Feasiubility Phase. *Diabetes Care. 10:1-19.*

Doshi SN, et al. (2002) Wales Heart Research Institute, University of Wales College of Medicine, Cardiff, UK. *Circulation.105:22-26.*

Estellés A, Cano A, Falcó C, España F, Gilabert J, Grancha S, et al. (1999) Lipoprotein (a) levels and isoforms and fibrinolytic in postmenopause, Influence of hormone replacement therapy. *Tromb Haemos. 81:104-10.*

Gabbay K. (1982) Glycosylated Hemoglobin and Diabetes Mellitus. *Med Clin North Am. 66:1309-15.*

Gaffney P, Longstaff C. (1994) An overview of fibrinolysis. *Haemostasis and Thrombosis. 1:549-573.*

Garber A. (1998) Vasculopatía y lípidos en la diabetes. *Clínicas Médicas de Norteamérica. 4: 863:875.*

García de los Ríos M. (1992) Clasificación de la Diabetes Mellitus. *Diabetes Mellitus. Cap. 23-28.*

Garg A, Grundy S. (1990) Management of dyslipidemia in NIDDM . *Diabetes care. 13:153-169.*

Genuth. (1992) Management of adult onset diabetic with sulfonylures drug Failure. Endoccrinology and Metabolism. *Clinics of North America. 351: 370.*

Gerich J. (1998) The genetic basis of type 2 diabetes mellitus: impaired insulin secretion versus impaired insulin sensitivity. *Endocr Rev.19 : 491-503.*

Ginsberg H. (1991) Lipoprotein physiology in nondiabetic and diabetic states:Relationship to atherogenesis. *Diabetes Care. 14:839-855.*

González X, Notario M, Sabo A. (2001) Las plaquetas en la diabetes mellitus. *Rev Cubana Hematol Inmunol Hemoter.17(1):19-24*

Haffner S. (1998) Technical Review. Management of dislipidemia in adults with diabetes. *Diabetes Care. 21:160-178.*

Harrison D. (1994) Endothelial dysfunction in atherosclerosis. *Basic Res Cardiol. 9: 87-102.*

Hernández L, Toledo B, Sánchez A, López L. (2001) Homocisteína y enfermedad vascular en diabetes mellitus tipo 2. *Rev Edocrinol Nutr. 9 (4): 170-175*

Hitman G. (2002) Aetiology of diabetes mellitus. *Monitoring glycaemic control in the diabetic patient. 10-16.*

Howard B. (1987) Lipoprotein metabolism in diabetes mellitus. *J Lipid. Res28: 613-628.*

Howanitz. (1988) Hidratos de Carbono. *Diagnóstico y tratamiento clínicos por el Laboratorio de Todd-Sanford-Davidsohn. Cap .10: 211-212 .*

Hsu C, Broker G, Peach M. (1975) Inhibition of catecholamine release by tolbutamide and other sulfonylureas. *Science. 187: 1086-1087.*

Karam J. (1992) Type II diabetes Síndrome Patogénesis and Glycemic management. *Endocrynology and Metabolism Clinics of North America. V.21, nº 2, 329:347.*

Klein R. (1995) Hyperglycemia and microvascular and macrovascular disease in diabetes. *Diabetes Care. 18:258-268.*

Kordich L, Sánchez A, Vidal H, De Campos Guerra C. (1990) *Manual De Hemostasis y Trombosis (Grupo CLAHT). 2ª Ed. Argentina.*

Lash J, Bohlen H. (1991) Structural and functional origins of suppressed acetylcholine vasodilatation in diabetic rat intestinal arterioles. *Circ Res 69: 1259-1268.*

Lebovitz M. (1978) Sulfonylurea drugs. Mechanism of antidiabetic action and therapeutic usefulness. *Diabets care. 1: 189- 198.*

Lee A, Smit W, Lowe G, Tunsdall H. (1990) Plasma fibrinogen and coronary risk factors: the Scottish Heart Health Study. *J Clin Epidemiol. 43:913-9.*

Lieberman E ,Uehata A, Polak J, et al.(1993) Flow mediated vasodilatation is impaired in the brachial artery of patients with coronary artery disease or with diabetes mellitus(abstr). *ClinRes 41:217 .*

Marcucci R, Bertini L. (2001) Thrombophilic risk factors in patients with central retinal vein occlusion. *Thromb Haemost. Sep;86(3):772-6.*

Marongiu F, Mascia F, Mameli G, Cirillo R, Balestrieri A..(1995) *Thrombosis - Haemostasis. 74 : 805-6 .*

Martinez Brotons F. (1990) La Hemostasia y su monitorización. *1-28.*

Mayan W. (1989) Impairment of endothelium dependent dilatation of cerebral arterioles during diabetes mellitus. *Physiol. 256: 621-5.*

Mc Veigh G ,Brennan G , Jhonston G, et al . (1992) Impaired endothelium dependent and independent vasodilatation in patients with type 2 (non insuline dependent) diabetes mellitus. *Diabetologica. 35: 771-776.*

Middle F et al..(1983) Separation of Glyycosylated Haemoglobins using Immobilized Phenyborónic Acid. *Biochem. 209:771-9.*

Morishita E, Asakura H, Jokaji H, Saito M, Uotani C, Kumabashiri I. (1996) Hypercoagulability and high lipoprotein(a) levels in patients with type II diabetes mellitus. *Atherosclerosis. 120: 7-14 .*

Mortensen H. (1985) Glycated Hemoglobin. Reaction and Biokinetic Studies. Clinical Application of Hemoglobin A1C in the Assessment of Metabolic Control in patients with Diabetes Mellitus. *Dan Med Bull. 32:309-28.*

Moss S, Klein R, Klein B, et al. (1994) The association of glycemia and cause-specific mortality in a diabetic population . *Arch Intern Med.154: 2473-2479.*

Osinaga E. (1987) Particularidades bioquímicas de las plaquetas. *Bases bioquímicas de la Hemostasis. 2: 13-25.*

Ovalle S. (1995) Factor plasmático. *Primeras jornadas Latinoamericanas de Tecnólogos en Hemostasis y Trombosis. 43-86*

Pérez A , Castillo J. (1997) Inhibidores fisiológicos de la coagulación. *Rev Cubana Invest Biomed. 16(2):144-149*

Pérez L, Ramos L. (2002) Menopausia y aterotrombosis. *Rev Cubana Angiol y Cir Vasc. 3(2): 54-60.*

Raymondo S. (1998) Diabetes Mellitus. Nueva clasificación y criterios diagnósticos. *Rev. Asociación de Química y Farmacia del Uruguay. 22: 39-42*

Rickels F, et al (1992) Hemostatic alterations in cancer pacients. *Cancer Mets Rev. 11: 239.*

Rouvier J, Scazziota A. (1994) Factores y marcadores de riesgo de trombosis. *Rev Iberoamer Tromb Hemostasia. 7:192-209.*

Salazar L.(2003) Premio médico a investigadores del CTHATA http://file://A:\Premio médico a investigadores del CTHATA.htm LXII Congreso Médico en Costa Rica. 27 de nov 2003.

Scarabin P, Plu G, Bara L, Bonithon C, Guize L, Samama M. (1993)

Haemostatic variables and menopausal status: influence of hormone replacement therapy. *Thromb Haemost.70:584-7.*

Sandoval D, Sua L. (2004) Alteraciones de la hemostasia en pacientes con pie diabético. *Indexmedico Journal. Marzo 2004*

Scazziota A, Altman R. (1994) El mecanismo de la hemostasia normal. Rev.Iberoamer.*Tromb. Hemostasia. 7:95-109.*

Schwartz C, Valente A, et al. (1992) Patogénesis of atherosclerotic lesion. Implications for diabetes mellitus. *Diabetes Care. 15:1156-1157.*

Singer D, et al. (1989) Tests of Glicemia in Diabetes Mellitus. Their Use in Establishing a Diagnosis and In Treatment. *Ann Intern Med. 110: 125-37.*

Skyler J . (1996) Diabetic complications. The importance of glucose control. *Endocrinol Metab Clin North Am . 25:243-254*

Skyler J. (1998) Prevención y tratamiento de la diabetes y sus complicaciones. *Clínicas Médicas de Norteamérica . 4.*

Sowers J, Epstein M. (1995) Diabetes mellitus and associated hypertension, vascular disease and nephropathy. An update. *Hypertension. 26: 869-879.*

Stern M, Haffner S. (1991) Dyslipidemia in type II diabetes .Implications for therapeutic intervention. *Diabetes Care. 14:1144-1159.*

Takatoshi K, Kenji N, Shinichi O. (1994) Determinación de antígeno de factor tisular en plasma y su significación clínica. *British Journal of Haematology. 87: 343-347.*

Tapia J, Baiier S. (1992) "Hipoglucemiantes orales" en Diabetes Mellitus. 13: 154-165.

Turczyn B, Skoczynska A. (2002) Antiatherogenic effect of high density lipoprotein. *Postepy Hig Med Dosw. 56(4):499-520.*

Udvardy M, Posan E .(1994) Orv-HETIL. *Diabetes mellitus and fibrinolysis. 135 : 2025-2027.*

Vinik A, Vinik E. (2003) Prevention of the complications of diabetes. *Am J Manag Care. Mar;9(3 Suppl):63-80.*

Wey C, et al. (1993) Influence of Hemoglobin Variants and Dervatives on Glycohemoglobin determinations, as investigated by 102 Laboratories using 16 methods. *Clin CHEM. 39:1717-23.*

Wilson D et al. (1993) Fully Automated Assay of Glycohemoglobin with the IMX Analyzer. Novel Approaches for separation and Detection. *Clin Chem. 39: 2090-7.*

Wing R, Matthews K, Kuller L. (1991) Weight gain at the time of menopause. *Arch Intern Med.151:97-102.*

Zeiher A, Drexler H, Saurier B, et al. (1993) Endothelium mediated coronary blood flow modulation in humans. Effects of age , atherosclerosis, hypercholesterolemia, and hypertension. *J.Clin Invest. 92: 652-662.*

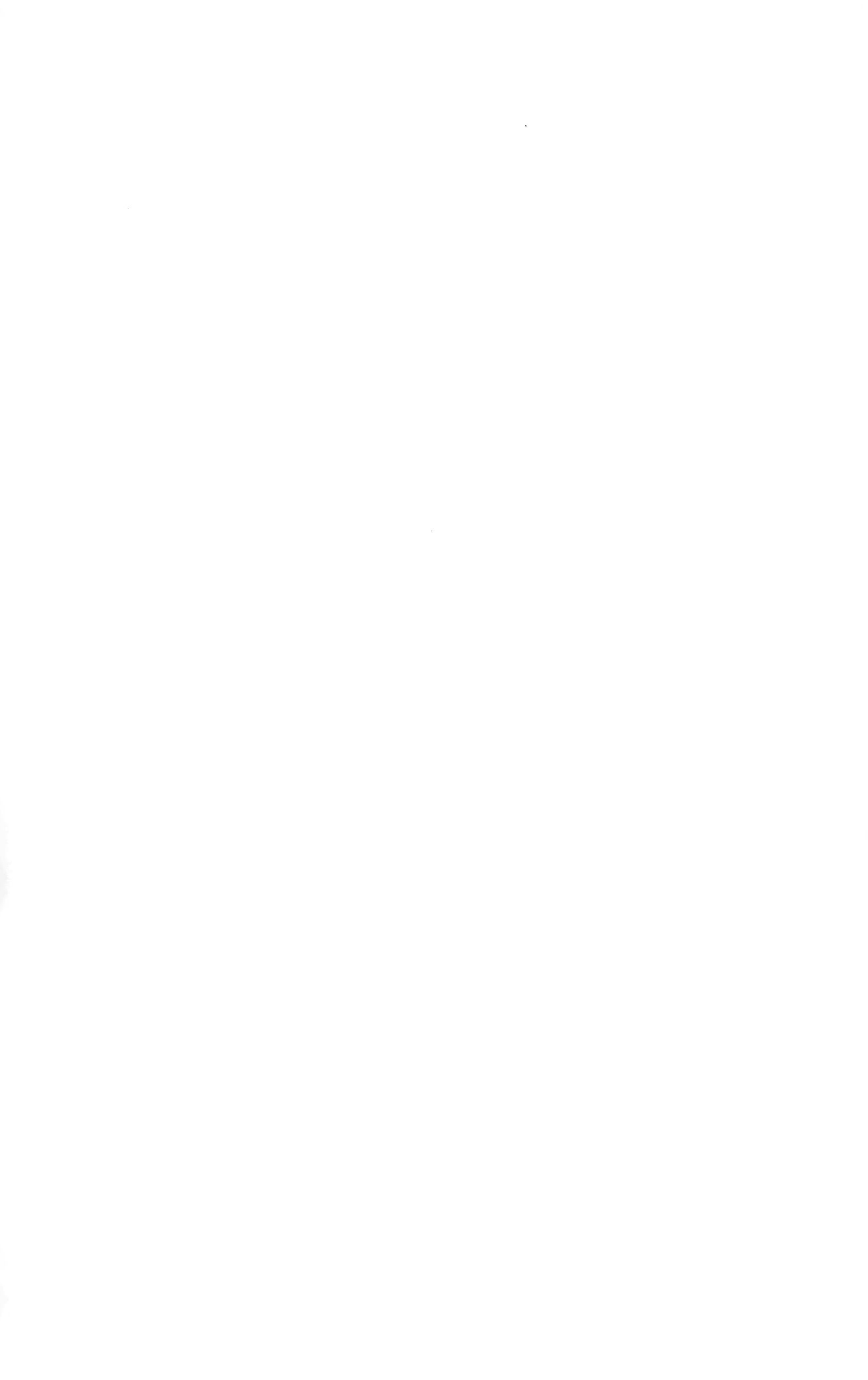

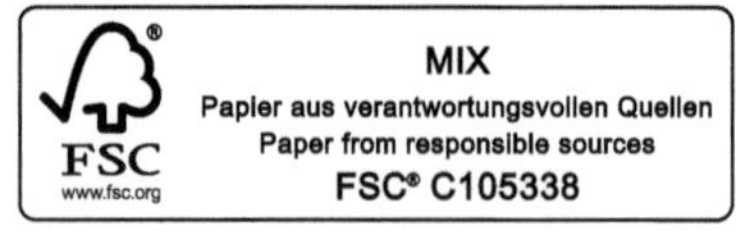

Printed by Books on Demand GmbH, Norderstedt / Germany